付録 Web 動画のご案内

本書の動画の見かた

　本書に を表示した部分の動画は，PC，タブレット，スマートフォン(iOS，Android)でご覧いただけます(フィーチャーフォンには対応していません)。下記 QR コードまたは URL の Web サイトにアクセスし，ログイン ID とパスワード(本頁下部のシールに記載されています)を入力してください。

＊動画の閲覧は Web 配信サービスとなります。

QR

URL
https://www.igaku-shoin.co.jp/prd/05379/

本 Web サイトの利用ライセンスは，本書 1 冊につき 1 つ，個人所有者 1 名に対して与えられるものです。第三者へのログイン ID とパスワードの提供・開示は固く禁じます。また図書館・図書施設など複数人の利用を前提とする場合には，本 Web サイトを利用することはできません。不正利用が確認された場合は，閲覧できなくなる可能性があります。

ご注意
- Web 動画を再生する際の通信料は読者の方のご負担となります。
- 配信される Web 動画は予告なしに変更・修正が行われることがあります。
  また予告なしに配信を停止することもありますのでご了承ください。
- Web 動画は書籍の付録のため，ユーザーサポートの対象外とさせていただきます。
- 動画には音声もありますので，再生する際には周囲の環境にご注意ください。

JN017338

このシールをはがすと，付録の「Web 動画」を見るためのログイン ID とパスワードが記載されています．

↙ ここからはがしてください．

看護教員のための デジタルツール 活用法

動画で学んでオンライン授業の質向上！

板谷智也
宮崎大学医学部看護学科教授

Web
動画付

医学書院

著者紹介

板谷智也（いたたに　ともや）

宮崎大学医学部看護学科教授．専門は在宅看護学と保健統計学．
新型コロナで教育業界に激震が走るなか，大学院時代に経験した（わずかな）映像撮影のスキルを活かしさまざまなオンライン教育を実践．学生の感性を遠隔でも揺さぶる『オンライン演劇演習』は日本看護学教育学会で Best Practice Award を受賞．スキルアップを果たした現在は大学教員系 YouTuber（？）として看護師国家試験対策を配信し，それなりに再生されている．
趣味では山岳レースに心酔しており，モンブラン一周レースや富士山一周レースを完走．さらにそれらの GPS ログを地理情報システムで解析し，これを健康増進につなげようと（本気で！）目論んでいる．

YouTube の URL：https://www.youtube.com/channel/UC4nUhGlH_rumKiTLT-a7Ssw

看護教員のためのデジタルツール活用法[Web 動画付]
―動画で学んでオンライン授業の質向上！

発　行　2024 年 2 月 15 日　第 1 版第 1 刷ⓒ

著　者　板谷智也

発行者　株式会社　医学書院
　　　　代表取締役　金原　俊
　　　　〒113-8719　東京都文京区本郷 1-28-23
　　　　電話　03-3817-5600（社内案内）

印刷・製本　三報社印刷

ISBN978-4-260-05379-2

はじめに
——デジタルツールで授業の質向上

オンライン教育はデジタルツールでもっとよくなる

　2020年の新型コロナウイルス感染症流行後，教育機関は大混乱に陥りました。ほとんどの教員は「オンライン授業」なるものを経験したことはなく，知識もツールも揃わない状態で，それでも急ピッチでオンライン教育の対応をせざるを得ませんでした。私自身も何から手を付けていいかわからず，右往左往しながら取り組んでいた記憶があります。「次の授業からオンラインで」と突然言われ「そんな無茶な」と思ったことは何度もありました。しかしながら，「できません」というわけにもいきませんので，**四苦八苦しながらなんとかオンライン授業の準備を進めていきましたが**，教育機関で働く多くの人が同じような経験をしたのではないでしょうか。

　一方で教育機関の底力はあなどれないとも感じました。「激変」と言っていいほど大きな改変に，内容の差はあれども，いずれの教育機関も対応し，日本の教育は最初の新型コロナウイルス感染症の流行を破綻することなく乗り越えました。これはすごいことだと思います。

　最近では，**ほぼすべての教育機関で何らかのオンライン教育が行われていると**思います。コロナ禍になって数年が経ち，オンライン教育は業界にも浸透してきました。コロナ禍後の教育が1つの形になってきたように思います。その一方で，教育機関で教えている先生のなかにも，未だにオンラインを使った授業などに慣れていない方も多いのではないでしょうか（何を隠そう私もその1人です）。なぜなら，**オンライン教育の方法は多岐にわたり，状況に応じてどのような方法をとるか随時選択する必要がある**からです。とにかく選択肢が多いと思います。方法が1つに絞られるのであれば，回数をこなすことで慣れていきますが，授業ごとに方法が変わるオンライン教育においては，**状況とツールを適正に組み合わせて教材を提供する必要があり**，そこが難しい点だと思います。

　看護教育について言及しますと，看護学は実践的技術を習得する側面が強い学問です。したがって，座学と同時に演習（ここでは「実践を想定した身体活動を伴う能動的な学習」としておきます）が大変重視されます。看護の教育機関における教員は，「演習」をどのようにオンラインで実施するかに頭を悩ませているのではないでしょうか。オンラインで演習はなかなか難しく，注射や点滴など手技の習得を行うのは困難かもしれません。しかし，**コミュニケーションや資料の作成など，情報交換を主とする演習であればデジタルツールを活用することで十分可能**です。こうしたオンライン演習の方法を設定するヒントになる内容も本書では含んでいます。

本書の構成——前半はやさしく，後にいくほどレベルアップ

　本書ではさまざまなオンライン教育の方法を整理し，それぞれに用いるデジタルツールと使い方を具体的に示していきます。紹介するデジタルツールにはさまざまな種類があり，最も基本的でよく使われるハードとしてのパソコンに始まり，操作の難易度の高いものとしてはオーディオミキサーやビデオスイッチャーなどが登場します。ソフトウェアについても，われわれにはなじみ深い Power-Point から始まり，動画配信に用いる Open Broadcast Software（OBS）の説明まで進みます。また，それぞれの章において「まずはここから」「次はこうする」「ここまで行こう」「どうせだったら」というようにレベル分けをして，レベル1から数字が大きくなるほど難易度が上がります。さらに，書籍全体についても，基本的には**前半はやさしく，後半になるほど難易度が上がる**ようになっています。登場するデジタルツールについても，後半にいくほど使い方が難しいものが登場します。

　具体的な内容について少し触れておきますと，第1章のレベルでは，普段の講義で使っている **PowerPoint のスライドからオンデマンド教材をつくる方法**を説明します。使用するのはパソコンと PowerPoint だけです。操作自体は難しくはありませんが，学習効果に言及しながらテキストと動画で説明をしていきます。章の後半では，学生を引きつける教材をつくるための「編集」の方法まで説明していきます。本章の説明では実際の方法をなるべく具体的にイメージができるように，私が実際に使っている教材を提示しながら説明していきます。第2章では **Web 会議システムを使った授業**について説明します。単に操作方法を説明するのではなく，それぞれの教育効果に言及しながら通常の Web 会議システム，ウェビナー，ハイブリッド形式について説明します。

　第3章では，**オンライン授業などにおける学生とのコミュニケーション方法**について説明します。オンライン教育ではコミュニケーションがとりにくいと思われがちですが，Web 会議システムに備わっているツールや，外部ツールを使ってコミュニケーションをとることができます。第4章では，**オンライン授業での，学生間の対話を促す方法**について説明します。この章はデジタルツールそのものの使い方というよりは，デジタルツールを使ったアクティブラーニングについて説明する内容になります。

　第5章は**対面とオンラインを混ぜて実施する方法**について説明します。最近では感染対策の規制が緩和されつつも，引き続きオンラインを使った対策も並行して行われる場面が多くなっています。ただ，対面とオンラインを混ぜた教育はデジタルツールの使い方がとても複雑になります。この章では，ツールのセッティング方法から丁寧に説明をしていきます。章の後半では，学術大会でも使えるようなハイレベルな使い方についても説明していきます。第6章は**ライブ配信**を説明します。レベル1ではスマートフォンを使って簡単に配信する方法を説明しますが，章の後半では OBS を使った配信方法を説明します。OBS を使った方法は技術的な難易度は上がりますが，非常にダイナミックで，学生を引きつけ集中力を高めた授業ができます。

　最後の7章ではトラブルシューティングを用意しました。デジタルツールを

使ったオンライン教育にはトラブルがつきものです。ネットワークの接続問題，パソコンの操作トラブル，学生のデバイスに関する問題など，よくあるトラブルを取り上げて対処法を列挙しましたので，困ったときはここを開いてみてください。

なお，私は在宅看護が専門なので，事例の多くは在宅看護関係ですが，他の科目で活用できるのはいうまでもありません。

幅広い読者に対応するため2種類の動画を提供

デジタルツールを使うメリットとしては2つあり，1つは教員側の教育業務の作業効率が上がるということ。もう1つは学生の学習効果が高まるということです。この書籍のねらいとしては，まずは簡単なデジタルツールを活用して，手軽に授業教材を作成し，教育業務の負担をできるだけ抑えるような解説をしていこうと思います。各章のレベル1では，そのようなツールの説明を行っていきます。そして，レベルが上がるごとに「教育効果の向上」をねらったツールとその使い方を説明していきます。詳細は本編をご覧いただきたいですが，「デジタルツールなんて苦手！」という方から，「対面とオンラインを混ぜたハイブリッド形式の学会をしたい！」という方まで幅広い内容を扱っていきます。

デジタルツールの使い方や注意点は，テキストで読んでいてもわかりにくい部分があります。いえ，テキストの説明だけですっきり理解できることはほぼないように思います。そこで，**本書では動画での説明も用意しました。なかでも，2つの解説動画を用意したものがあります。1つはパソコンの画面を使って説明しているもの。もう1つは，実際にデモンストレーターとして「デジタルツール初心者」が登場するものです。**具体的には5章レベル4と6章レベル4の操作の部分です。この動画内で初心者が説明を受けながらパソコンなどを操作する様子が見えます。実際にパソコンを操作する「人」が登場することで，この本を手に取った方が自分自身を置き換えてイメージしやすいのではないか，という発想でつくった動画です。どちらも内容は同じですので，わかりやすいほうを選んでご視聴ください。まずはテキストで知識を整理しながら，動画で使い方を確認することをお勧めします。

先に述べたように本書はデジタルツール初心者からハイブリッド形式の学会を主催したい人まで幅広く対応します。本書を活用することで，教育業務が少しでも楽しくなり，そして少しでも看護学教育における教育効果が向上することを願っています。これからはウィズコロナ社会として，デジタルツールを使った教育が定着していくと思います。本書がその一助となれば幸いです。

2024年1月

板谷智也

目次

**第 5 章　対面とオンライン参加者のコミュニケーションを
違和感なく促す**　　69

第 6 章　YouTube を使って授業や演習をライブ配信する　　87

動画一覧

第 **1** 章

オンデマンド授業や
自習で使う教材を作成する

　「オンデマンド」という言葉は，元来「ユーザーの要求があった際に，その要求に応じてサービスを提供すること」を指して使います。しかし，コロナ禍でオンライン教育が行われるようになると，少し違ったニュアンスをもってきました。つまり，リアルタイムに，対面形式で受講するオンライン形式の講義に対して，**オンデマンド形式とは，履修登録した科目の教材を，学生が好きな時間に視聴して自己学習する受講形式**を指すようになったのです。

　オンデマンド形式では，メールで質問するなどを除くと，リアルタイムでの質疑応答ができず一方向型の教育となりますが，**学生は場所と時間を問わず学習することが可能になる**というメリットもあります。教員側においても講義のために時間を取られることがなく，教室の準備なども不要となるため，ICT（Information and Communication Technology：情報通信技術）を用いた授業形態としては最も取り入れやすいものであると思われます。**オンデマンド形式に用いる教材の作成にかかる時間と労力は，どのような教材を作成するかによって大きく異なります。**簡素な素材であれば，比較的短時間で作成が可能です。ただし，オンデマンド教材は視聴者の集中力が切れやすく，視聴者を引き付ける効果的な教材を作成しようと思うとそれなりの労力が必要になります。

　余談になりますが，オンライン教育が始まったころ「オンライン教育なんてダメだ！」と叫ばれた最大の理由はこのオンデマンド授業ではないかと思います。極端な話で言えば，これまで授業で使用していたPowerPoint（Microsoft社）のスライドを，学生が閲覧できるようにどこかにアップロードして「オンデマンド授業」と称することも可能なわけです。学生からすると「これで教育？　授業料払っているのに？」となるのも無理はありません。前述したように，質の高いオンデマンド教材を作成するのは労力が必要です。オンデマンド教材の作成に没頭するわけにはいきませんが，ご自身の置かれている状況に合わせながら，可能な限り良い質の教材を準備できるのが理想だと思います。

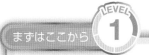

まずはここから　**LEVEL 1**

普段の講義で使っている PowerPoint のスライドに 講義音声と気持ちを吹き込もう！
——無味乾燥な「成人看護学」のスライドを，潤いのある動画に

　普段から講義を行っていれば，すでに講義用のPowerPointのスライドをもっている場合が多いでしょう。それらのスライドに，あたかも講義をしているような音声を吹き込む方法で教材を作成します。**既存のスライドがあれば，手間をかけずにオンデマンド教材を作成することができ，一度作成した教材は何度でも利用可能になります。**オンライン授業とオンデマンド教材はまったく別物だとは思いますが，ただ，PowerPointのスライドとそこに吹き込まれた音声だけ見れば，学生が普段オンライン授業で見聞きしているものと変わりはありません。

　冒頭に述べたように，スライドだけ学生に渡して「オンデマンド教材」とすることもできますが，さすがにそれだけで集中して学習できる学生は皆無でしょう。ただ，そこに**音声を吹き込むだけで資料としては質が格段に上がります**。

　音声付きスライドにする効果はいくつかあります。まず，**説明の質を上げる**ことができます。例えば，テキストのみの場合と異なり音声では抑揚をつけることができます。ゆっくり読み上げたり，少し声量を上げることで重要な個所を強調することが可能です。また，**スライドに記載していない詳細を追加で話すこともできますし，余談を織り交ぜて聞き手を飽きさせない工夫ができます**。アイデア次第で，音声付きスライドは学習効果を高めるためのさまざまな工夫を施すことができます。

　学生側にも大きなメリットがあります。**音声があれば，映像が見えない場合でも学習が成立する**ということです。例えば，**通学などで移動中に音声だけ聞いて学習する，いわゆる「ながら学習」**という方法です。その是非についてここでは議論しませんが，少なくともそのように活用したい学生は存在しており，音声を付けることはそれらのニーズを満たすことができます。

　もう一点，重要な点として「**教員の気持ちが伝わる**」を付け加えたいと思います。スライドのみを教材としてポンっと学生に提示するのは簡単です。それに比べて音声を吹き込むだけでも，それなりの手間がかかります。しかし，その労力と熱意は学生に伝わるものだと思っています。このことがどれだけ学習効果を上げるかはわかりませんが，少なくともテキストのみのスライドよりは音声付きのほうが学生のモチベーションは上がるでしょう。また，手間をかけて作成したスライドに対して，学生から「わかりやすかった」などのフィードバックがあれば，教員側のモチベーションにも大きな影響を与えるでしょう。

こんな効果が期待できる

　スライドに音声を吹き込むことで，視聴機会が広がり，作成者の気持ちをより伝えることができる。

使用するツール

教員側：パソコン，マイク（パソコン内蔵マイクも可），PowerPoint，必要に応じて Web カメラなど（パソコン内蔵カメラも可）

学生側：スマホやパソコンなどスライドが視聴できるデバイス

スライドをわざわざ「音声付き動画」にするのはなぜ？

　こんなふうに思っている方はいませんか？　「文字で書かれているものを読んでもらえばいいのだから，わざわざ音声を吹き込んで動画にする必要はない」

　いえいえ，音声が付いた動画にすることは効果絶大です！　YouTube（Google社）などの動画再生サイト「焚火」の動画が人気なことをご存じでしょうか。特別な

動画ではありません。本当にただ焚火が燃えているシーンが延々と流れているだけです。なのに，焚火動画は何万回も繰り返し再生され，しかも長時間再生されます。どうやら，焚火の燃えるパチパチという音を聞きながら，炎がゆらゆらと揺れているのを延々と眺めてしまうようです。たしかに，キャンプなどで薪が燃える音を聞きながら，炎のゆらめきをずっと眺めてしまうというのはわかる気がします。写真だとこうはいきません。

　スライドと動画の関係も同じで，単に図表と説明のテキストが並ぶスライドをオンデマンド教材として置かれても学生は見てくれません。それが，同じ内容だったとしても，人が声を発し，動きのある映像になることで急に視聴者を引き付けるようになります。極端な言い方をすると，メリハリのある声や動きは，説明されている内容以上に視聴者を引き付ける面があると思います。

PowerPoint に音声を吹き込む

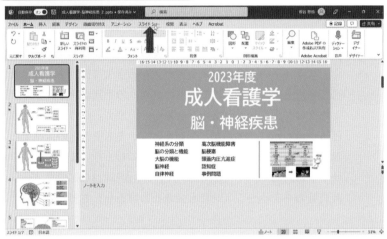

①音声を吹き込みたい PowerPoint ファイルを開き「スライドショー」のタブ（矢印）を開きます。プルダウンメニューから「録画」をクリック。

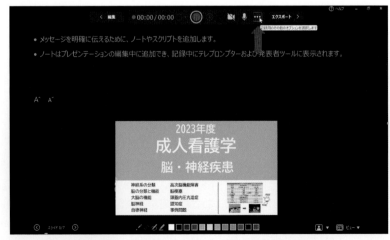

②「…」（矢印）をクリックし，使用するマイクとカメラを選択します。

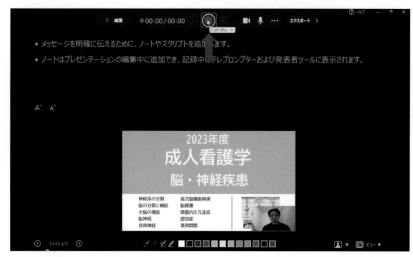

③「記録を開始」ボタン（矢印）をクリックして録画を開始します。

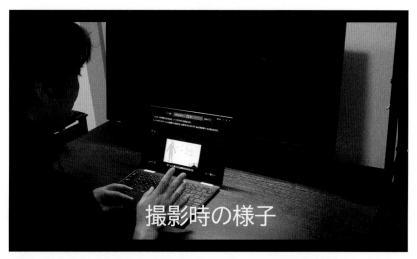

④パソコンに向かって普段の授業のようにプレゼンテーションをします。

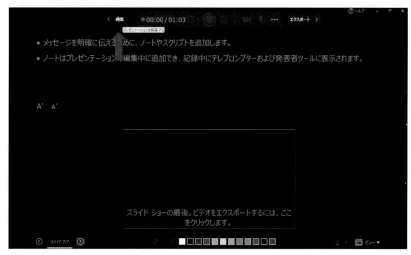

⑤スライドが終了すると録画も自動で終了するので，「編集」（矢印）をクリックして①のスライ
ド一覧に戻ります。

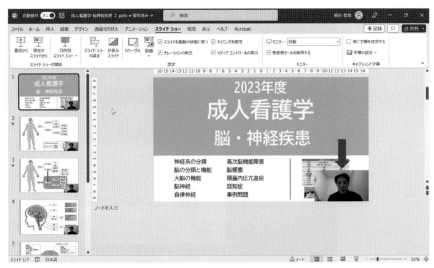

⑥カメラの映像（矢印）がある場合は位置や大きさを調整します。

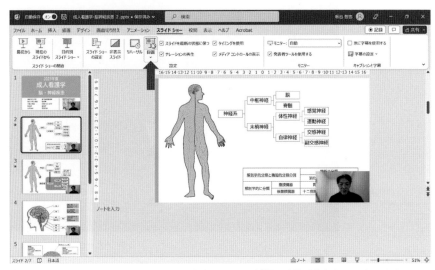

⑦修正する場合は，撮り直したスライドを表示して再度「録画」（矢印）をクリックします。

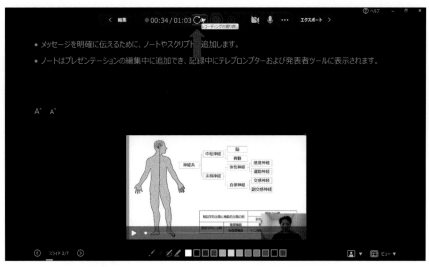

⑧「レコーディングの撮り直し」(矢印)をクリックして再度録画します。

　以上で音声を吹き込んだ PowerPoint のスライドの完成です。

　作成した音声付きスライドは各教育機関の LMS(Learning Management System：学習管理システム)などにアップロードして学生が閲覧できるようにします。学生には各自で音声付きスライドをダウンロード，閲覧して学習します。**LMS の利用ができない場合は Google などのサービスで保存場所をつくり(Googleドライブなど)，そこに音声付きスライドをアップロードするとよいでしょう。**

　解説動画では「音声付きスライド」を「動画」に書き出しています。動画に書き出したほうが，全体のつながりがよく，より視聴者を引き付ける効果が期待できます。また，後述する「動画編集」にもつながります。**動画に書き出すと，音声付きスライドよりもファイルのサイズが大きくなります。**解説動画ではファイルサイズを小さくするため「標準」の設定で書き出していますが，「HD」や「フル HD」などを選択することもでき，ファイルサイズは大きくなりますが，その分画質は向上します。**どのような設定で書き出すかは，動画を保存するサーバーの容量や通信環境などを考慮して設定するとよいでしょう。**ただ，通常は「標準」の設定で，授業の教材としては十分な画質があると思います。

動画撮影の際のちょっとしたコツ！

　動画撮影をする際のお勧めは，PowerPointのスライドに声を吹き込む際に(誰も見ていなくても！)身振り手振りを付けることです。私自身がいつも実践しているのですが，不思議なことに身振り手ぶりを付けて話すだけで，声に抑揚が生まれて明らかに動画の質が上がります。最初は恥ずかしいかもしれませんが，間違いなく効果があるので，ひとりぼっちの収録でも広い講義室で話しているかのようにダイナミックな吹き込み作業を行ってみてください！

Windows標準装備のアプリでデスクトップ画面を録画して，動画をつくろう！
——パソコンを使った演習の準備として操作方法を動画で説明，反転授業にも使える！

　レベル1では，PowerPointを使ったスライドの作成，および動画の作成について説明しました。一方で，**パソコンの操作を説明する場合にはこの方法は使えません**。そこで，レベル2ではパソコンのデスクトップ画面を録画する方法について紹介します。その方法はさまざまなものがありますが，ここでは**最も簡単に行えるWindows標準装備のアプリを使った方法**を紹介します。

　デスクトップ画面を録画して教材をつくるメリットについてお話します。最近の教育現場ではますますICTの活用が進んでいます。それは看護教育においても例外ではありません。特に，コロナ禍以降においては，授業や演習でパソコンやタブレットを用いることが各段に増えたように思います。おそらくこの流れは逆行することはなく，むしろ加速していくことでしょう。これに伴い，教員が学生にパソコンの操作を教える場面は否応なく増えてくると思います。

　しかし，こうした授業を担当された方の多くは共感されると思いますが，**パソコン操作を授業で教えるのはなかなか大変**です。パソコン操作が苦手な学生は少なからずいるもので，授業中に「わかりません！」と教室中から手が挙がるという経験は私自身何度もあります。1人2人だとまだよいのですが，大人数から手が挙がるとその対応だけで時間がとられてしまいます。そこで，**事前に説明動画を作成しておくわけです**。動画をつくっておけば，その動画を見ながら学生は作業を進めればよく，操作がわからなければ動画を戻したりして繰り返して視聴すればよいわけです。**教員はトラブルにだけ対応すればよいので，余裕をもって授業を進行することができます**。

　動画教材を事前に閲覧するよう指示することで，授業中はワークに専念することができます。これはまさに「反転授業」になります。そもそも看護教育においては，パソコンの操作自体が主たる教育の目的になることはありません。あくまでパソコンはツールであって，それを使って生み出される成果物に意義があるということです。したがって，**ツールの使い方の部分はなるべく効率化をしつつ，授業では「思考」や「議論」といった本質的な部分に時間を割きたい**ものです。動画教材を事前につくり提示しておくことで，それが可能になります。もちろん必ずしも「動画教材」である必要はないですが，学生の理解度を高め，効果的な反転授業を行うためには，教材を「動画」でつくることをお勧めします。

　ところで，「みんな事前に動画を見てくるのか？」そんな疑問があるかと思います。実際のところ，**事前に視聴してこない学生もなかにはいるでしょう**。しかし，そのような学生でもグループワークにはちゃんと参加したいという心理が働くよ

うです。動画視聴を事前に指示し，授業でグループワークを行う形式の授業では，事前の視聴をしてこなかった学生は他の学生と比べ作業が遅れがちです。それでも大抵は，動画を見ながら必死に作業とグループワークについていこうとはします。この経験を経ると，前回見てこなかった学生も次の授業には事前に動画を見てくるようになります。**デジタルツール特有のというよりは，反転授業の効果と言えるかもしれませんが，動画教材の作成によって，このような効果が生み出されます。**教員が「事前に課題をやってきてください！」と口酸っぱく言うよりは，動画教材をつくって反転授業にしてしまったほうが，より効率的かつ効果的かもしれません。

　なお，当然ですが，**動画教材を利用した反転授業はパソコン操作に限ったことではありません。**アイデア次第でさまざまな反転授業につなげることができますから，ぜひ，教材を作成し，それを使った反転授業などのアクティブラーニングにチャレンジしていただきたいと思います。

こんな効果が期待できる

　事前に動画教材を提示することで，授業を効率化することができる。また，授業時間をグループワークに当てることができ（反転授業），アクティブラーニングが実施できる。

使用するツール

教員側：パソコン，マイク（パソコン内蔵マイクも可），Xbox Game Bar（Windows10 標準アプリ）

学生側：スマホやパソコンなどスライドが視聴できるデバイス

デスクトップ画面を録画する

VIDEO 2

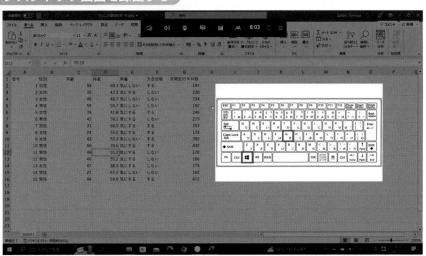

①録画をしたいアプリケーション（動画ではExcelを使用）を開いた状態で，キーボードのWindowsキーとG（画面中のキーボードの赤枠の部分）を同時に押してXbox Game Barを立ち上げます。

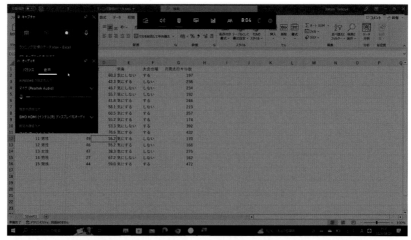

②「オーディオ」→「音声」とボタンをクリックし，録音に使用するマイクを選択します。「録画を開始」をクリックします。

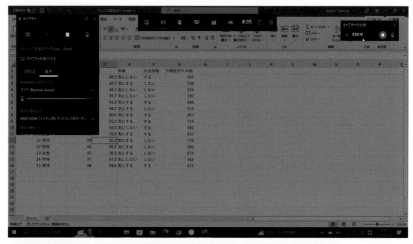

③録画が開始され，タイマーが動き出します。

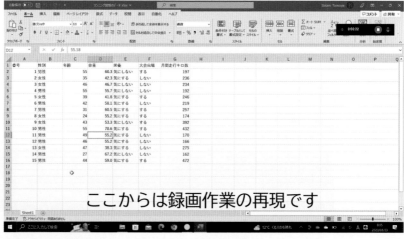

④録画したい操作を行います（動画では Excel 関数の入力について説明）。録画したい操作が終了したら，「録画を停止」をクリックします。

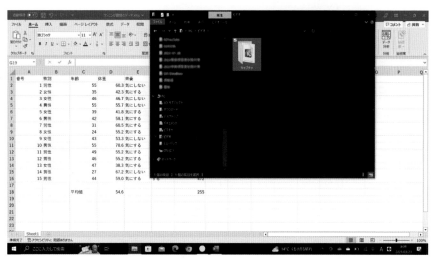

⑤録画されたファイルは，初期設定では「PC」→「ビデオ」→「キャプチャ」とたどると保存されています。

「動画作成」のメリットは授業教材に限らない！

　レベル1と2ができるようになると，大概の「説明動画」を作成することが可能です。これは教育に関した教材に限らず，あらゆるものに応用できることを意味します。例えば，ある教育機関でオンラインの就学システムを活用しているとします。春になって新入生が入学してくると，新入生に向けて就学システムの使い方をオリエンテーションすることになると思いますが，事前に動画を作成しておけば口頭での説明は簡潔に済ませることができます。新入生には動画のリンクを示しておいて，必要に応じて動画を見てもらえばいいわけです。他にもさまざまな活用方法が考えられるので，動画を作成するスキルはとても便利です。本書は教育にフォーカスを当てた内容ではありますが，教育以外にも活用可能であることをここに付け加えておきます。

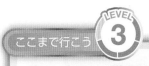

書き出した動画を編集して，学生を魅了するクリエイティブな教材をつくろう！
──カット編集とテロップ＆画像を使って動画をテンポアップ

　レベル2までで動画教材の作成方法についてお話してきました。動画作成では音声を吹き込むわけですが，言い間違い，言い直しを完全に避けて吹き込むことはなかなか難しく，たとえ台本を用意していたとしても，少しくらいは間違えるものです。**動画教材の作成においては，多少の言い直しがあってもよいと思います**。それを気にして動画をつくらないよりは，少しくらい噛み噛みのセリフでも音声のある動画のほうがよほど学生のためになります。その一方で，やはり「言い間違いを修正したい」と思う人は多いでしょう。また，実際のところ，**言い間違いなどを修正することで視聴しやすい動画になるのは確かです**。それ以上に重要なのは，**言い間違いをカットすることで動画の長さを短くする**ということです。一般に長すぎる動画は最後まで視聴されない傾向にあるので，不要な部分をカットすることは，視聴者を最後まで動画に引きつけるために大変有効です。

　カット編集だけでも動画はすっきりとします。ですが，せっかく編集をするのであれば「テロップ」や「画像」の挿入をお勧めします。もちろん，音声を吹き込むわけですから，声で抑揚をつけることも大事ですが，テロップで視覚を刺激することも非常に効果的です。また，必要に応じて画像を差し込むことも有効です。レベル3では動画編集として「**カット編集**」と「**テロップと画像の挿入**」についてお話しします。レベル2までに比べると，なかなか難易度は上がりますが，説明動画を閲覧しながらであれば必ずできますから，ぜひ挑戦してもらいたいと思います。

　なお，これは学生に限ったことではありませんが，長い動画は集中力が切れてしまって最後まで視聴されません。講義室で受ける授業の場合は，好むと好まざるとにかかわらず，授業時間はその場で講義を聴くことになります。それが90分であったとしても，学生は座って聞いてくれます。ところが，**90分の動画はよほどクオリティの高いものでないと最後まで視聴してもらえません**。おそらくですが，最後まで視聴される動画は，どんなに長くてもせいぜい20〜30分くらいまでだと思います。実際はもっと短いでしょう。つまり，内容が同じであれば，動画の長さは短いのに越したことはないということです。それが「動画を編集」して不要な部分をカットする意義です。

こんな効果が期待できる
　動画を編集することで，視聴する学生の集中力が切れにくい，再生時間が短めのものにすることができる。

教員側：パソコン

PowerDirector を使って「Excel の使い方」の動画を編集する

　PowerDirector（CyberLink 社）は，無料版でも十分な機能が備わっていますが，書き出した動画に「PowerDirector」のロゴが入ります。また無料・有料を問わず，使用の際はユーザー登録が必要です。

ダウンロードとインストール

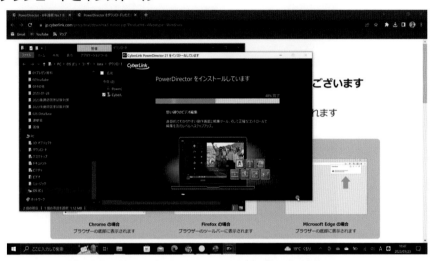

①PowerDirector のホームページからインストーラーをダウンロードして，PowerDirector をインストールします。

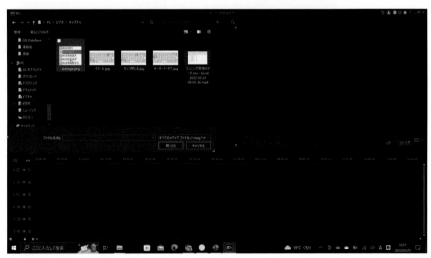

②編集したい動画と動画に挿入したい画像ファイルなどを準備します。フォルダにまとめておくとよいでしょう。「動画・画像・音楽」のウィンドウを右クリックします。エクスプローラーから編集したい動画と動画に挿入したい画像ファイルを選択して「開く」をクリックします。ファイルが PowerDirector に取り込まれます。

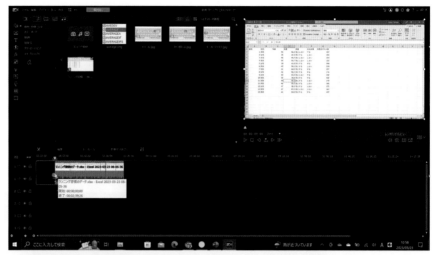

③編集したいクリップ(動画)をタイムラインにドラッグアンドドロップします。

カット編集

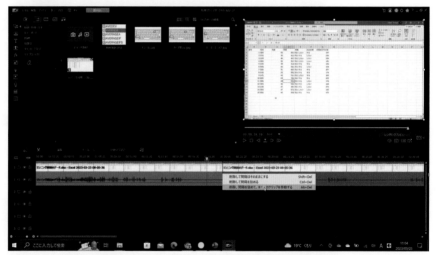

タイムライン上で，動画のカットしたい部分にカーソルをもっていきクリックします。赤い縦線が入りますので，その状態で「タイムラインの分割」のボタンをクリックします。カットができたら，クリップの不要な部分を選択し Delete キーを押して削除します。

テロップの挿入

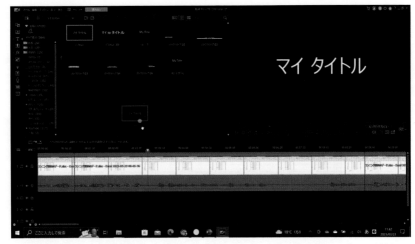

①画面左の「タイトル」を開き，使いたいタイトルをタイムラインにドラッグアンドドロップします（動画では「デフォルト」を使用）。

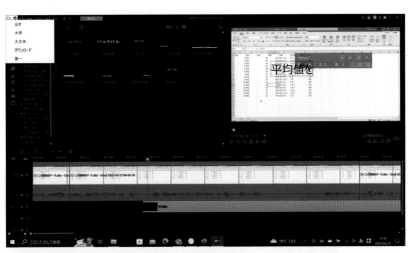

②文字を入力し，フォントや色，大きさを調節します。

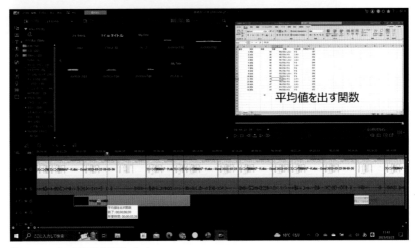

③テロップの位置を調整します。

画像の挿入

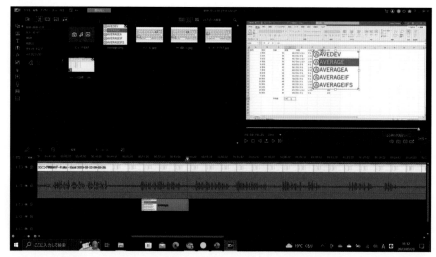

挿入したい画像をタイムラインにドラッグアンドドロップします。画像の大きさや位置を調整します。

動画の書き出し

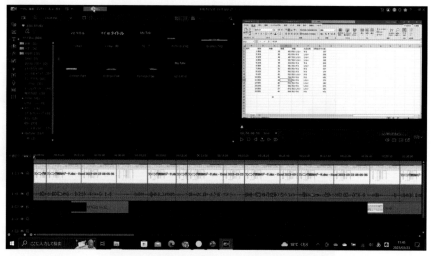

①上部の「書き出し」をクリックします。

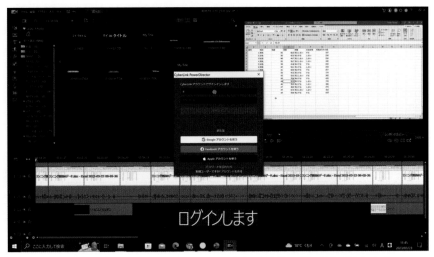

②書き出しの際はログインが必要になります。アカウントがない場合は作成をします。

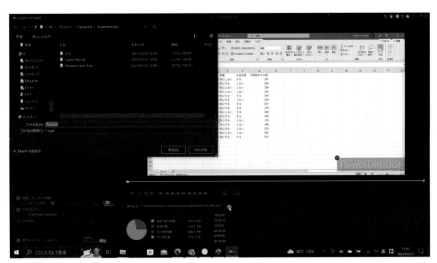

③動画の書き出しの設定を行い（通常は初期設定のままで変更しなくても大丈夫です），保存先を指定します。

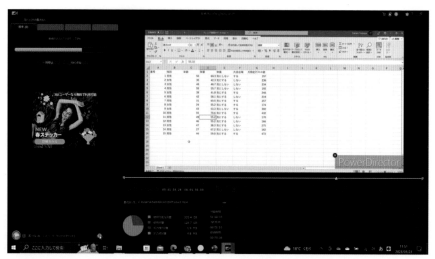

④「開始」をクリックすると，動画の書き出しが始まります。

TIPS

動画編集がプレゼンスキルを向上させる！

これまで説明したように，動画編集の最大のメリットはコンパクトにできることと，テロップで強調表示ができることです。これに加えて，実は，「動画編集を行うとプレゼンテーションがうまくなる」のです。これは私自身の経験なのですが，とても驚きました。

動画編集の際には必ず自分のプレゼンテーションを聞くことになります。その際にまず，振り返りができます。次にカット編集作業中に（あくまで私の場合ですが）自分のプレゼンテーションに不要な部分が山ほどあることに気がつきます。「あー」や「えー」などのいわゆる「言葉のひげ」というものもそうですし，内容的にも「この説明いらないな」と思うことが多々あります。そうしてカット編集を進めていくと，動画が非常に短くなって「本当はこのくらいの時間で説明できるのか」とある意味愕然とすることすらあります。

いざ，対面での授業になればこの経験が強烈に効果を発揮します。無駄な言葉や説明がそぎ落とされ，テンポよくすっきりとしたプレゼンテーションができるようになります。動画編集には教育効果を高めたり，作業効率を上げたりとさまざまなメリットがありますが，それとは別に，プレゼンテーションスキルが改善されたことが，私にとっては最大のメリットでした。

第 2 章

Web 会議システムを
使ったライブ授業をする

　近年，Web会議システムが普及し，その1つであるZoom（Zoom Video Communications社）を使ったライブ授業も一般的になってきました。Web会議システムが使われ始めたきっかけは感染対策でした。接触を避けるため，学生を教室に集めることができず，ある意味苦肉の策として使われ始めたWeb会議システムでしたが，いざ運用が始まるとさまざまなメリットがあることにみな気がつきました。**Zoomを使ったライブ授業では，講師と受講者が遠隔地にいても，オンラインでコミュニケーションを取りながら授業を進めることができます。**また，**Zoomの便利な機能を活用することで，画面共有やチャット機能を使った質問など，より効果的な授業を行うことができます。**さらに，録画機能を使って授業を記録することもできるため，後から復習することができます。

　ただし，ライブ授業を行う場合は，**十分なインターネット環境が必要です。**また，受講者が参加する前にテスト通話を行い，問題がないか確認することも重要です。Zoomを使ったライブ授業は，場所や時間に縛られずに学びたい人が受講することができるため，柔軟な教育の形として今後も広がっていくことが予想されます。

　なお，他のWeb会議システムでも，ほぼ同じように進めることができます。

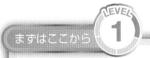

いつもの授業をZoomミーティングでやってみよう！
──「在宅看護論」の授業で学生が自主的に学ぶ姿が見てみたい

　Zoomミーティングは最もスタンダードなオンライン授業の形式です。**教員側はパソコンを，学生側はパソコンやスマホなどオンラインでアクセスできるツールがあれば受講可能です。**音声による質疑応答やチャットを用いた質疑応答も問題ありません。

　いまさら言うまでもありませんが，Web会議システムを用いた授業には2つのメリットがあります。1つは，**「密」を避けることができる**点です。冒頭にも書きましたが，そもそもWeb会議システムが取り入れられるようになったきっかけは「感染対策」でした。新型コロナウイルス感染症は収束に向かい，2023年現在ではコロナ禍前の生活に戻りつつあります。ただし，新たな感染症が現れれば，またその対策として用いられるかもしれません。

　もう1つのメリットは，**物理的な制約を受けない**ということです。例えば，**学生は遠く離れた場所から授業に参加できますし，同じく遠く離れた場所にいるゲストを招くこともできます。**コロナ禍が終わりつつある現在，Web会議システムでは参加者間の距離が無関係というのが，継続して使用される最大の理由でしょう。実際に私の授業においても，海外からゲストを招いて話をしてもらうことがしばしばあります。また，**参加人数の制約もWeb会議システムであれば実質的に受けません。**対面の場合は参加人数に応じた部屋を用意する必要があるので，

人数が多ければその確保も大変です。一方，Web 会議システムでは 100 人を超える場合でも，そのような制約は一切ありません。

　注意点もあります。対面やオンデマンド授業と異なりリアルタイムで受講することになるため，**通信環境や音声機器を正しく設定する必要があります**。参加者が物理的に離れた場所にいるので，事前にしっかり準備を整えておくことは対面授業よりも重要になります。

こんな効果が期待できる

　人の密集を避けることができる。遠く離れた場所からでも授業に参加できる。参加人数の制約がなく，教室を準備する必要がない。

使用するツール

教員側：パソコン，Web カメラ（パソコン内蔵カメラも可），マイク（パソコン内
　　　　蔵マイクも可，ヘッドセットがあればなおよし），PowerPoint など講義
　　　　で提示する教材
学生側：スマホやパソコンなどオンラインでアクセスできるデバイス

Zoom を使ったオンライン授業の方法

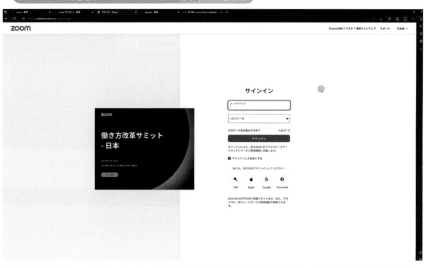

①はじめに，Zoom のホームページにアクセスしアカウントを作成します。作成したアカウントを使ってサインインします。

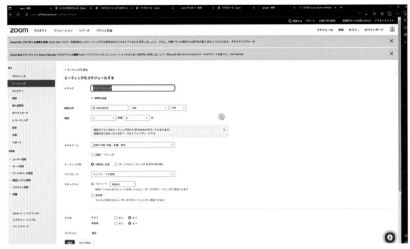

②「ミーティング」の画面で授業名や開催日時を入力します。

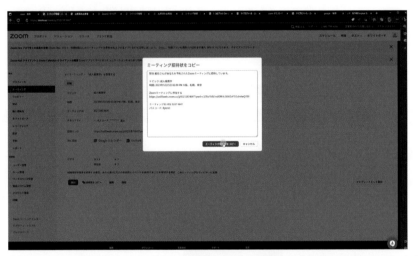

③「ミーティング招待状をコピー」をクリックして，メールなどで参加者に情報を送信します。

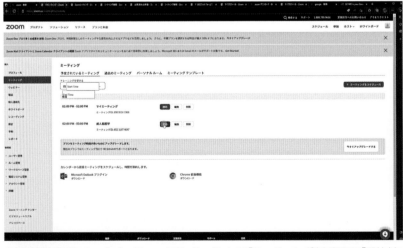

④授業開始時刻になったら，Zoom にサインインして「ミーティング」の画面で「開始」をクリック
します。

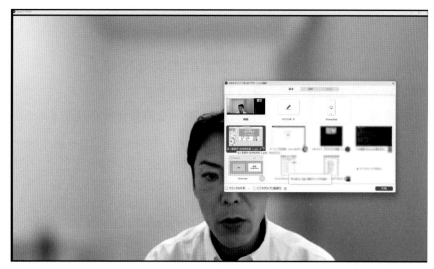

⑤Zoom アプリの「画面共有」を使って授業のスライドを表示します。終了時は，「全員に対して
ミーティングを終了」をクリックして授業を終了します。

TIPS **Zoom を使った授業がうまくいくポイント**

　第一に，接続の安定性がとても重要になります。授業が途中で切断されたり音声
や映像が途切れたりしないように，安定性のあるインターネット環境で授業を実施
する必要があります。可能であればインターネットは有線接続のほうが望ましいで
すが，有線でのトラブルに備えて Wi-Fi 接続もできるようにしておくとなおよいで
しょう。

　静かな環境が重要です。オンラインの場合は聞きやすい音声であることが重要な
ので，授業中は周囲の雑音がなるべく入らないようにしましょう。必要に応じてマ
イクをミュートにすることも考慮してください。

　画面が明るくなるように，授業を配信している部屋も明るくしましょう。画面に
映る映像によって印象はかなり変わりますので，特に教員の顔が明るく映るように
照明を調整するとよいでしょう。また，背景には教室やシンプルな壁があることが
望ましいと思います。バーチャル背景を使用することもできますが，授業への集中
を妨げないものを選択するとよいでしょう。

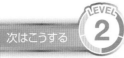

次はこうする

教員（主催者）が操作を行う安定感のある授業を Webex ウェビナーでやってみよう！
──「在宅ケアと看取りの研修会」で，複雑な内容をわかりやすく伝える

　ここでは「ウェビナー形式」の講義形式を紹介します。ウェビナーとはウェブ（Web）とセミナー（Seminar）をかけ合わせた造語のことで，インターネットを用いてオンラインで行う講義形式のことを指します。Web会議システムを用いた場合，主催者が一方的に話し続けたとすれば「一方向型」の形式となりますが，プレゼンターと参加者は互いに（カメラがオンである限り）顔を見ながら話すことができるし，必要に応じていつでも対話に移行することができる。そういった意味では「双方向型」とも言えます。

　一方で，通常「ウェビナー」という場合，**通常はプレゼンター（主催者）と参加者が明確に分かれており，プレゼンターと，もしくはパネリストは自分の画面や音声を共有することができますが，参加者の発言はプレゼンターが発言を許可した場合にのみ可能となります。**プレゼンターはどんな参加者がいるか確認できますが，参加者は自分以外の参加者のことがわからいようになっています。**ウェビナー形式はプレゼンターが1人，もしくは少人数で，かつ参加者が多数の場合などの場合に向いています。不特定多数が参加し，かつ参加者同士の意見交換などが想定されない場合に適した方法です。**オープンキャンパスや学内のイベントなどを実施するときなど，学外から多くの人が集まる場合に有効です。**ウェビナー方式の場合，基本的に参加者の名前が表示されないため，プライバシーを保護しやすい**という利点があります。

　また，通常のWeb会議システムでは，参加者のPC操作が進行に影響しないように，マイクのオンオフなどを主催者側がお願いすることになりますが，大人数の場合は完全にコントロールすることが難しいです。一方，**ウェビナー方式の場合は，参加者の設定についても主催者側で操作しやすく，参加者が大勢であっても安定して進行することができます。**

　動画ではWebex（CISCO社）のウェビナーを紹介しています。もちろんZoomでもウェビナー機能がありますが，利用する場合は有料版を契約する必要があります。一方でWebexの場合は無料です。有料版のZoomを契約している読者もいらっしゃるでしょうが，今回はWebexを用います。

こんな効果が期待できる

　参加者の画面や音声の設定をある程度主催者側でコントロールできるので，安定感のある授業を行いやすい。参加者のプライバシーを保護しやすい。

使用するツール

教員側(主催者)：パソコン，Web カメラ(パソコン内蔵カメラも可)，マイク(パソコン内蔵マイクも可，ヘッドセットがあればなおよし)，PowerPoint スライドなど講義で提示する教材

学生側(参加者)：スマホやパソコンなどオンラインでアクセスできるデバイス

Webex ウェビナーの設定から開始まで

ウェビナーをスケジュールして参加者を招待する

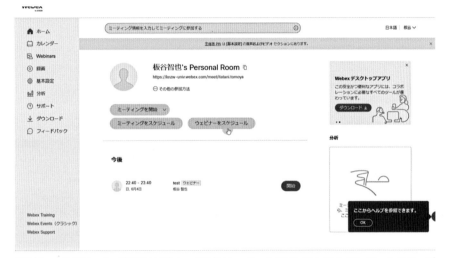

①Webex の Web ページまたは Webex アプリケーションでサインインして，ホームのページにある「ウェビナーをスケジュール」をクリック。

②「トピック」の欄にウェビナーのタイトルを入力する。

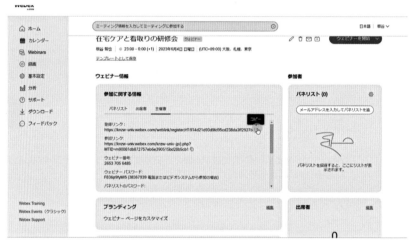

③その他の必要な設定を行って「スケジュール」をクリックする。

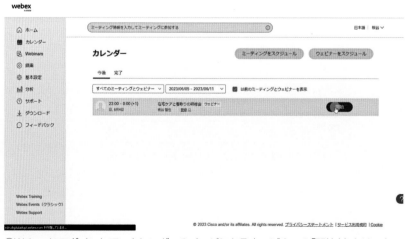

④「ウェビナー情報」にある登録リンクまたは参加リンクを参加者やパネリストにメールなどで送信する。

主催者としてスケジュールされたウェビナーを開始する

①Webexにログインして，カレンダーのページにあるウェビナーの「開始」をクリック。

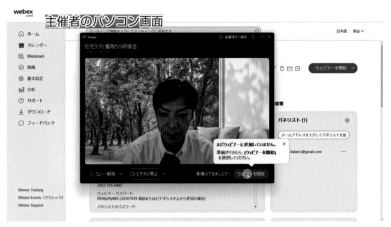

②Webex が起動するのでマイクやカメラの設定を確認して「ウェビナーを開始」をクリックして
　ウェビナーを開始する。

パネリストとしてウェビナーに参加する

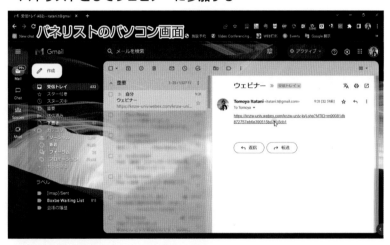

①主催者から送信されたリンクをクリックする。

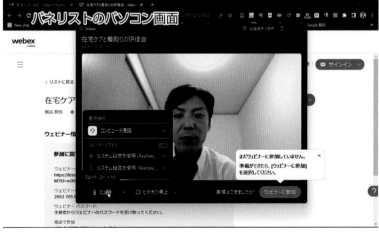

②Webex が起動するのでマイクやカメラの設定を確認して「ウェビナーに参加」をクリックして
　ウェビナーに参加する。

出席者としてウェビナーに参加する

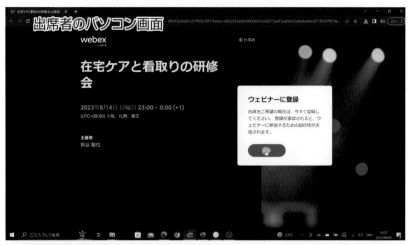

①主催者から送信されたリンクをクリックし，ウェビナーに登録の画面で「登録」をクリックする（主催者が登録必須の設定をした場合）。

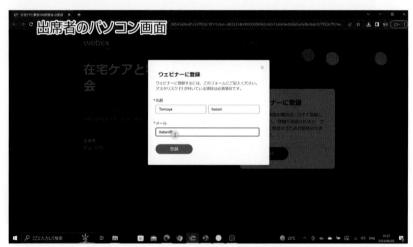

②名前やメールを入力しウェビナーに登録する（主催者の設定によって入力が必要な項目は異なる）。

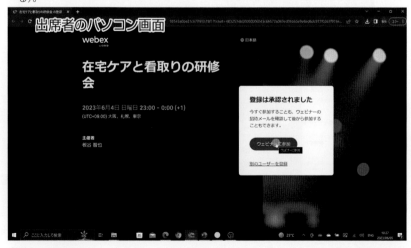

③登録が承認されるとウェビナーに参加可能になるので，「ウェビナーに参加」をクリックする。

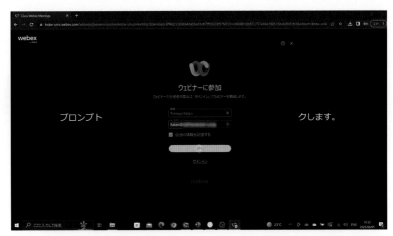

④ウェビナーに登録した際に使った名前とメールアドレスを入力し，「次へ」をクリックする。

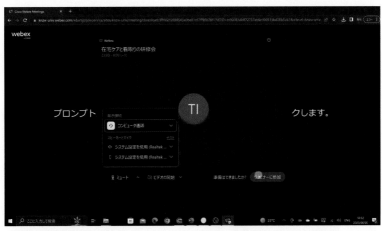

⑤Webex が起動するので，マイクやカメラの設定を確認して「ウェビナーに参加」をクリック，そしてウェビナーに参加する。

出席者をプレゼンターに変更する

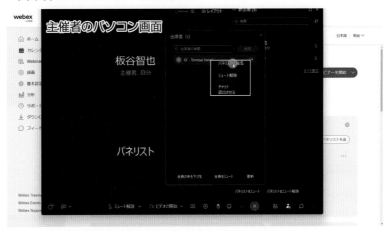

①主催者（共同主催者）の画面の「出席者」のウィンドウから，プレゼンターにしたい出席者を選び右クリックし「パネリストに指名」を選択する。

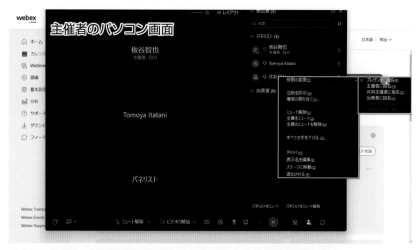

②さらに右クリックし「役割の変更」から「プレゼンターに指名」を選択する。

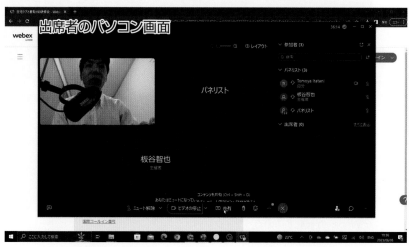

③プレゼンターに指名された出席者は，出席者からパネリストに変更になり，プレゼンターとしての権限が付与される。

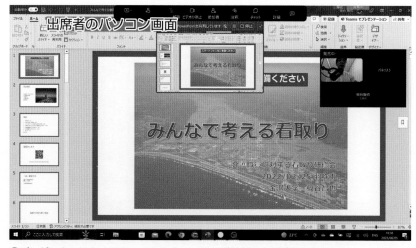

④プレゼンターはカメラやマイクのオン，および画面共有が可能になる。

Webex ウェビナーを終了する

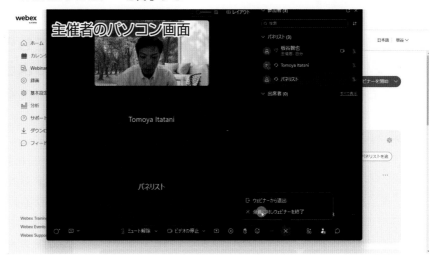

画面下の「終了」のボタンをクリックし「全員に対してウェビナーを終了」をクリックする（ウェビナーを続ける場合は主催者権限を他者に譲渡する必要がある）。

 TIPS　研修の在り方を激変させたウェビナー

　コロナ禍以前，研修は対面が当たり前でした。というよりは，そもそもオンラインの研修自体がほぼ皆無でした。ところが，コロナ禍を経た現在，コロナの猛威が落ち着きを見せてもウェビナー形式の研修はどんどん増えているように思います。理由はいくつか考えられます。

　まずアクセスが容易です。インターネットがあれば場所や時間の制約を受けずに研修に参加することができます。費用も格段に抑えることができます。研修のための広い部屋を準備する必要がなく，最低限の機材が置ければウェビナー形式の研修は可能です。当然人件費を抑えることにもつながります。参加人数の制約も受けません。参加者が1人でも1,000人でも，ウェビナーでは参加の手間はほとんど変わりません。研修そのものも，対面よりはウェビナー形式のほうが短く済む傾向にあります。パネリストが会場を移動する手間や資料を配布する手間が省略できるからです。また，録画が簡単に行えることも強みです。対面の研修の場合は録画を残そうと思えば，録画のための機材が必要ですし，動画を書き出したり，編集したり，保存する手間があります。ウェビナーの録画はボタンひとつで済みますし，通常は自動でクラウドにデータがアップされますので，録画を閲覧する場合はリンクをクリックするだけです。

　もちろん，対面には対面にしかないよさがあるので，対面とウェビナーの両方を，状況に応じて使い分けできるようになると非常に有効です。

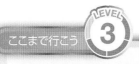

対面授業に，オンラインからでも違和感なく参加してもらう「ハイブリッド(ハイフレックス)形式」の授業に挑戦しよう！

—— 「在宅看護論」の対面授業にオンラインでも参加できるようにすると対面の臨場感とWebの利便性の両立が可能に

　これまで紹介した方法では，通常PowerPointなどの資料を「画面共有」して参加者に提示します。この方法は，画面に大きく資料が提示されるので参加者からすると見やすくはあります。しかし，対面授業，つまりホワイトボードやプロジェクターの投影を使った講義形式とはかけ離れたものになります。ここでは，**ホワイトボードやプロジェクターで投影したスライドと自身をカメラで映して配信し講義を行う形式**を紹介します。

　この方法では対面の参加者を設けず，配信のみ行う場合と対面授業を実際に行いながらその様子を配信する場合があります。前者はライブ配信されることもあれば，録画してオンデマンド教材にすることもあります。後者の場合，通常の対面授業を行いながら，その様子を配信することになりますが，普段の授業を画面越しに見ることになるので，オンラインで参加する学生にとっては，普段の授業を受けている感覚に近づきます。この方法は教員側にとってもやりやすいものです。なにせ，カメラがあるという点が違うだけで，それ以外は普段の授業とまったく変わらないですし，前者と異なり聞き手がいますので，その分話しやすいでしょう。教材を作成する際によくありますが，**誰もいない教室でカメラを前にしての授業はやりにくい**ものです。私もそう思うひとりです。

　ただし，通常の対面授業の様子を配信する場合，パソコンに内蔵されたカメラではなく，外部接続するWebカメラが必要になります。また，**Webカメラを用いた場合はZoomなどの「画面共有」に比べると，PowerPointなどの資料の視認性が落ちる場合があります**。これはカメラの性能や設置の仕方に依存します。こうした制約を回避して対面授業とオンライン授業を同時に行いたい場合もあると思います。そこで，ここでは2つの方法を紹介します。**1つは「対面とオンライン授業を並行して実施」する方法で，もう1つは「対面授業をオンラインに配信」する方法です**。前者は1台のパソコンを使って対面授業を行いながら，オンライン授業も行う方法になります。

　この2つの方法においては，特に**オンライン参加者側で「授業の見え方」が異なります**。この方法では，対面参加の学生はいつもの対面授業と同じ見え方であり，オンライン参加者は「オンライン授業」の見え方になります。後者の対面授業をオンラインに配信する方法では，パソコン2台(1台で実施することも可能)とWebカメラを使って「対面授業の様子」をオンラインに配信します。ですから，対面参加の学生はいつもの対面授業と同じ見え方ですが，オンライン参加者も対面授業を受けているような見え方になります。この章で目的としている，対面の臨場感

と Web の利便性を両立するハイフレックス授業はこちらの方法になります。この方法は，教員が映る分だけプロジェクターなどで投影された資料は小さくなるため，いくぶん見にくさはあるかも知れません。一方で，教員の動きが見えますし，対面で参加している学生の様子を映すこともできるため，オンラインの学生も授業にのめり込み，集中力も向上しやすくなります。パソコンを 2 台使用するので，可能であればパソコン操作を行う補助役がいるとよいです。

　なお「ハイフレックス」という言葉ですが，これは「ハイブリッド」と柔軟性を表す「フレックス」を合せた造語です。オンライン授業が盛んになってから日本で使われるようになった言葉で，和製英語の一種です。

こんな効果が期待できる

　対面授業とオンライン授業を同時に行うことができる。対面授業をオンラインで配信することで，オンライン参加者にも対面授業の臨場感を伝えることができる。

使用するツール

教員側：パソコン，Web カメラまたビデオカメラやデジタルカメラ，マイク，
　　　　PowerPoint など講義で提示する教材
学生側：スマホやパソコンなどオンラインでアクセスできるデバイス

最も簡単なハイフレックス授業　2 つの方法

対面とオンライン授業を並行して実施

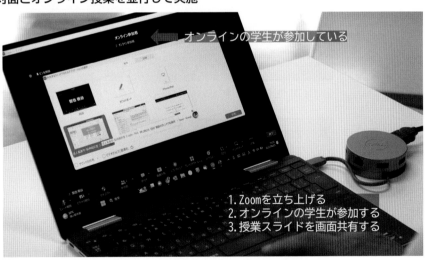

①Zoom を立ち上げてオンラインの学生を参加させます。

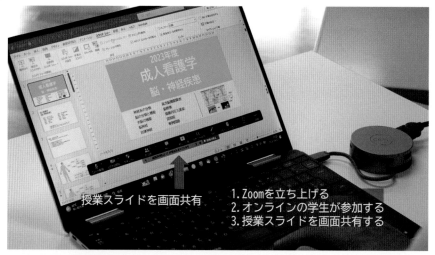

②授業スライドを「画面共有」してオンラインに配信する。

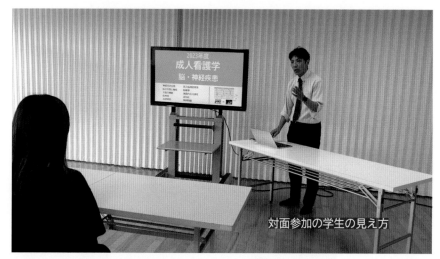

③パソコンをモニターやプロジェクターにつないで授業を開始。

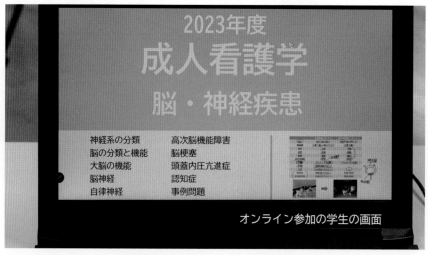

④オンライン参加の学生は「画面共有」されたスライドを視聴する。

対面授業をオンラインに配信

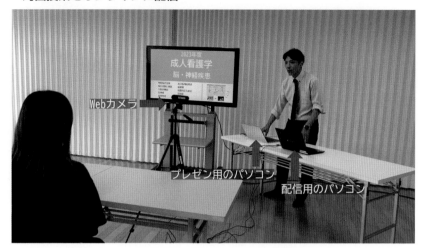

①プレゼン用パソコン，配信用パソコン，Web カメラを用意する。

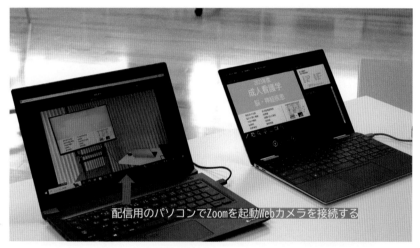

②配信用パソコンに Web カメラを接続する。

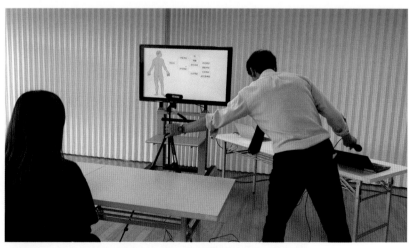

③教室のスライドと教員が映る位置に Web カメラを設置。

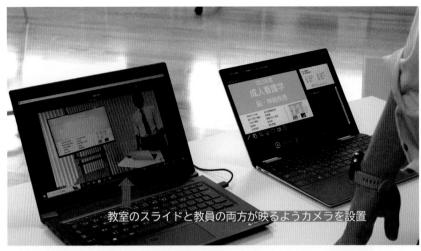

教室のスライドと教員の両方が映るようカメラを設置

④配信用パソコンでカメラが正しい位置にあること（教室のスライドと教員が映っている）を確認する。

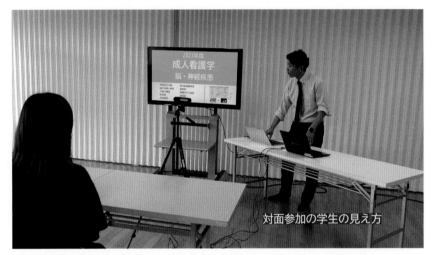

対面参加の学生の見え方

⑤いつも通り対面授業を開始する。

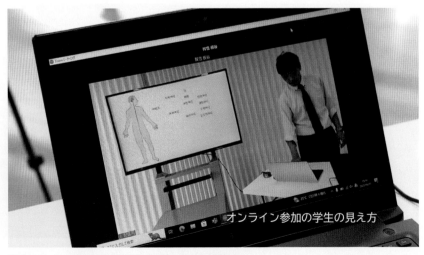

オンライン参加の学生の見え方

⑥オンライン参加の学生は対面授業の様子を視聴する。

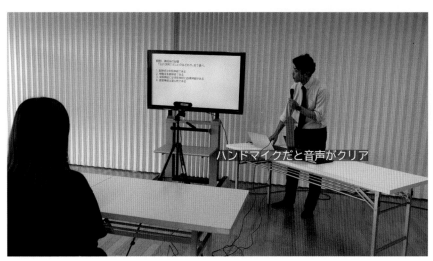

⑦必要に応じて配信用パソコンにハンドマイクを接続する。

 ハイフレックス授業では「ボディランゲージ」が活用できる

　1章のTipsでは，人が声を発し動きがあると視聴者の集中力を維持しやすいという話をしました。1章はオンデマンド教材の話でしたが，ここで紹介したハイフレックス授業では教員のそれこそ全身が映っています。授業スライドと一緒に教員の動きが見えることは，学生の集中力維持に非常に有効です。加えて，全身が映ることによってボディランゲージを用いたコミュニケーションが可能になります。

　全身を映して「対面授業をオンラインで配信」する方法は，非常に情報量が多い手段です。レベル3では，実務的な方法として対面授業とオンライン授業を並行して行う方法について説明しましたが，お勧めしたいのはもちろん対面授業を配信する方法です。ぜひ全身を映し，ダイナミックな動きを使って，スライドと声だけでなく「ボディランゲージ」で学生に訴えかける授業を行ってみてください。

第3章

ライブ授業で参加者と
コミュニケーションをとる

オンライン授業にはさまざまな難しさがあります。例えば，「インターネット接続が不安定なことで授業が寸断される」「音声やビデオの品質に問題があり聞きづらい，見づらい」などです。オンライン授業では，教員が学生をリアルタイムで支援することがなかなかできません。これらはオンライン授業の技術的な難しさですが，これを除くと**オンライン授業の最大の難点**は「**対面でのコミュニケーションの欠如**」ということになるでしょう。対面授業では，教員が学生の表情や態度を見て理解を深めることができますが，オンラインでは学生と教員の直接的な対面コミュニケーションが制限されたり，場合によってはまったくできなかったりします（カメラオフで参加している場合など）。学生の反応を見ながら，きめ細やかに授業を進める教員ほど「反応が見えない」という影響を受けやすいでしょう。また，学生同士の相互作用も制限されます。

この章では**オンライン授業においても参加者とコミュニケーションをとる方法**についてお話しします。対面と同じとまではいかないかもしれませんが，それでもかなりの効果を期待できますし，やらないよりは何倍もよいでしょう。また，対面ではできない，オンライン授業ならではのコミュニケーションも存在します。こうしたツールを活用してオンライン授業の質を少しでも向上させてみましょう。

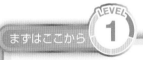

スタンプを使って学生のリアクションを受け取ろう！
——スタンプだったら恥ずかしがり屋も問いかけに反応が

オンライン授業では，参加者の表情がわかりにくく思考も読みにくいものです。まして，学生が画面オフの状態で参加していると，画面の向こうに本当に学生がいるのかすら疑問に思うことがあります。何とか反応を確認しようと思って画面の向こうの学生に問いかけても，（対面の授業でもそうかもしれませんが）なんの反応もないということはしばしばあります。ただこれは，学生のやる気がないからではなく，**オンラインの講義で声を出すという行為のハードルが高いから**です。対面だと声を出さなくても，うなずくことで反応を示すことができますが，オンラインでカメラオフだとそれすらできませんので，「無反応」という状態が起こります。反応を得るためには教員側の工夫が必要になります。

最も簡単にリアクションを示してもらう方法は，スタンプなどのリアクションボタンの使用です。Zoom やその他の Web 会議システムには，必ずスタンプボタンが備わっています。**スタンプ機能の良いところは何といっても「手軽さ」**です。対面の授業で学生に「手を挙げてください」と言っても誰も挙げない，という状況は教員なら誰しも経験があるでしょう。私自身も「それは手を挙げているの？挙げていないの？」と迷うようなリアクションをよく見かけますし，「『はい』か『いいえ』のどちらかに挙げてください」と言っても，どっちにも挙げないなんて

 こともよくあります。ところが，**オンライン授業のときのスタンプは抵抗なく押せるようで，問いかけに対してスタンプを要求すると，みな即座に反応してくれます**。学生の反応がわかるというのは，話す側としても大変やりやすいものです。また，**スタンプは Good ボタン，笑顔，泣き顔など種類が大変豊富**です。学生はうまくスタンプを使い分けてくれたりしますので，対面より学生の感情や思考が読み取りやすい!?　という場合もあると思います。

こんな効果が期待できる

　教員の問いかけに対して学生が即座に反応する。さまざまなスタンプを学生が使い分けることで，感情や思考が読み取りやすくなる。

使用するツール

教員側：パソコン，Web カメラ（パソコン内蔵カメラも可），マイク（パソコン内蔵マイクも可，ヘッドセットがあればなおよし）

学生側：スマホやパソコンなどオンラインでアクセスできるデバイス

Zoom のスタンプでリアクションを示す

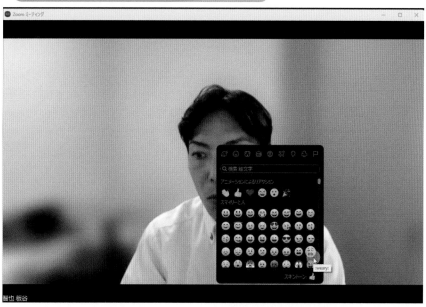

①Zoom の画面の下のほうにあるメニューボタンから「リアクション」をクリック。さまざまなスタンプが用意されているので，自分の気持ちを表現しているものを選択してクリックする。

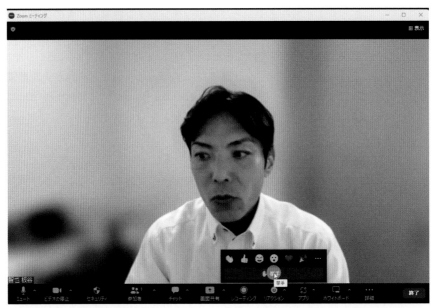

②スタンプは一定時間で画面表示が消えるが、「挙手」のボタンは「手をおろす」のボタンを押すまで消えない。

 実務的に大変有効なスタンプ活用

　スタンプの良さは何といっても手軽さです。参加者側はスタンプを押すだけで済み、主催者側はスタンプを確認するだけです。スタンプは感情や思考を読み取るために活用できますが、オンライン授業を進行するうえでは実務的にも大変有効です。

　例えば、オンライン授業では音声がちゃんと届いているか確認を取りたい場合があります。この場合、音声が届いているかどうかを、学生に示してもらう必要があるのですが、わざわざマイクをオンにして「聞こえます」と言ってもうらのはちょっと大変です。また、大人数が一斉にマイクをオンにすることがあれば、雑音も大きくなることでしょう。その点スタンプの場合は、「聞こえていたらスタンプお願いします」と言うだけで済みます。ちゃんと音声が届いている場合は、みな一斉にスタンプを押してくれるでしょう。他にも、「画面共有」がちゃんとできているか確認する場合にも使えます。同じ部屋にみなが一緒にいる対面授業と違って、オンライン授業の場合はどうしても相手の状況がわかりにくいものです。その点を補うためにスタンプ機能は有効活用ができると思います。

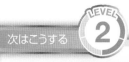

チャット機能を使って意見集約しよう！
——単純なスタンプより具体的で細かな反応が見える

　スタンプで良い悪いなど，最低限のコミュニケーションはとれますが，それ以上の意思の確認をしたい場合はチャット機能を使うと便利です。Web会議システムでは直接マイクを介して話すことができますが，この場合は1人ずつ話すことになります。チャットの良いところは，**沢山の学生が参加していてもチャットへの書き込みは同時にできる点**にあります。同時に書き込みができるので，**一度に多くの意見や反応を得ることができます**し，スタンプよりも具体的に知ることもできます。この「チャットへの書き込み」の機能は，**対面では真似できないWeb会議システムならではの強力なツール**だと思います。使い方は至って簡単ですが，うまく使うことでオンライン授業を効率的に実施することにつながります。

こんな効果が期待できる

　スタンプより具体的で細かい反応を確認することができる。多くの意見を一度に集約することができる。

使用するツール

教員側：パソコン，Webカメラ（パソコン内蔵カメラも可），マイク（パソコン内蔵マイクも可，ヘッドセットがあればなおよし）

学生側：スマホやパソコンなどオンラインでアクセスできるデバイス

Zoom のチャット機能で意見集約

VIDEO
8
▶

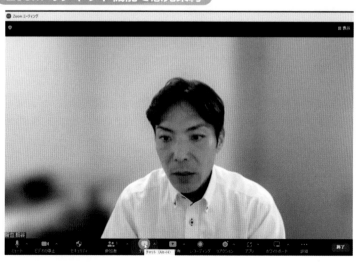

①Zoom の画面の下のほうにあるメニューボタンから「チャット」をクリック。

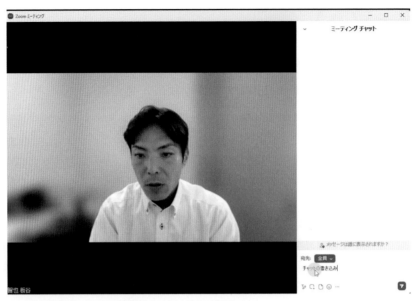

②チャットのウィンドウが開くのでメッセージを入力。

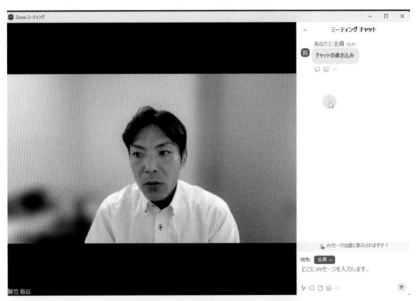

③送信ボタンをクリックするか，エンターキーで書き込みが送信される。

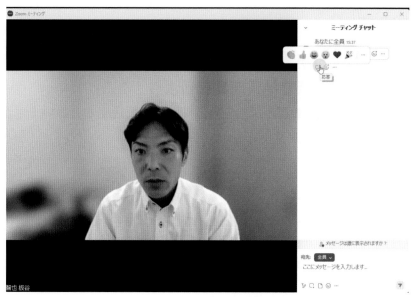

④書き込みに対し，スタンプなどでリアクションすることもできる。

 実務的なチャット活用法，出席確認

　オンライン授業の場合は出席の確認方法が問題になることがあります。対面の場合だと，手書きの出席表を回すか，教室備え付けの出席確認システムを利用する場合が多いかと思います。しかしオンライン授業の場合は出席表を回すことはできなければ，出席確認システムも使えません。学生1人ひとりの顔を確認することも非常に困難です。そこでチャット機能を使います。オンライン授業を開始した後，チャット機能を使って名前や学籍番号を書いてもらうのです。

　チャットへの書き込みはテキストファイルに書き出すことができます。書き出したテキストファイルを確認して出席を確認すればよいわけです。実際にオンライン授業に参加していないとチャットへの書き込みはできませんから，チャット機能を使った出席確認はなかなか有効だと思われます。

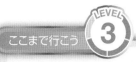

オンラインアンケートツールを使って「匿名で」意見集約！リアルタイム表示で結果を共有しよう！

——slido を使って「あなたは人生の最期をどこで迎えると思いますか？」と問いかけてみると

　Web会議システムと併用して，アンケートツールを使って意見を可視化する方法もあります。Web会議システムのチャットでは誰が書き込みをしたか名前が表示されますが，アンケートツールの場合は匿名で回答することができます。ここで紹介するslido（CISCO社）は，**選択肢を選ぶ，ランキングをつける，自由記述などさまざまな方法が選べる**ので，Web会議システムのチャットより細かな工夫を凝らしたアンケートをつくることができます。また，投稿された回答は瞬時に集計されグラフ化されるので，エンターテインメント性も抜群です。対面授業であれば，グラフをスクリーンに映せばよいですし，オンライン授業であれば「画面共有」して参加者皆でグラフを眺めることでき，大変盛り上がります。

　このツールを使えば，教員は学生の意見をその場で知ることができ，学生も互いの意見を知ることができます。それを瞬時に行うことで場を活性化することにもつながり，授業の教育効果の向上も期待できます。

こんな効果が期待できる

　匿名で学生の意見を集約できる。集計結果を瞬時にグラフなどに可視化することで，場を盛り上げ教育効果の向上を期待できる。

使用するツール

教員側：パソコン，Webカメラ（パソコン内蔵カメラも可），マイク（パソコン内蔵マイクも可，ヘッドセットがあればなおよし），slidoなどアンケートツール

学生側：スマホやパソコンなどオンラインでアクセスできるデバイス

Zoom を使いながら slido で意見集約

slido を準備する

VIDEO
9

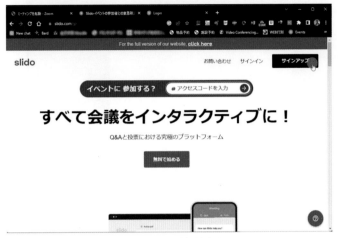

①slido のホームページでサインアップ(登録)する。

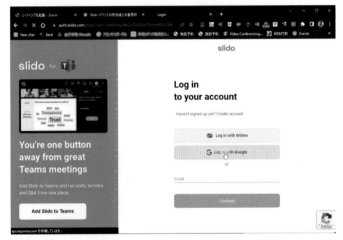

②サインアップで作成したアカウントでログインをする。

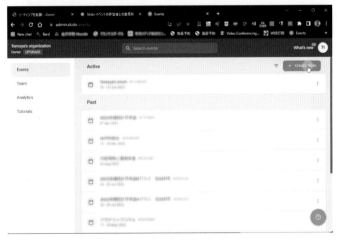

③「Create Slido」のボタンをクリックする。

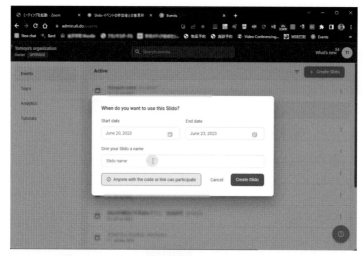

④開始と終了の日付，タイトルを入力する。

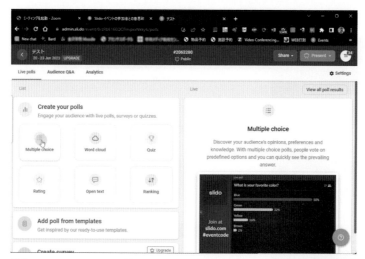

⑤Create your polls から質問形式を選んでクリック（動画では Multiple choice 選択肢を利用）。

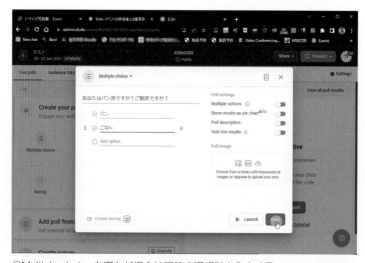

⑥Multiple choice を選んだ場合は回答の選択肢を入力する。

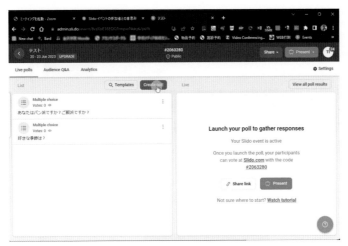

⑦「Create poll（投票）」をクリックして質問を追加する（無料版は３つまで）。

slido を利用してアンケートを実施する

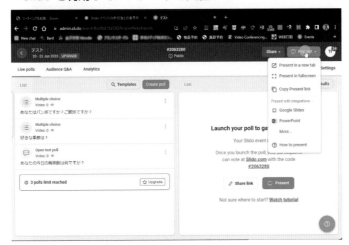

①「Present」をクリックし slido の表示形式を選択。

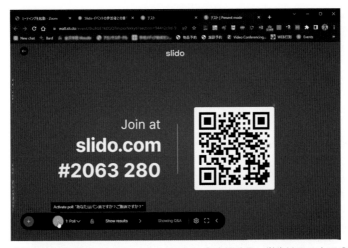

②教員は再生ボタンをクリックして slido を表示する。学生はスマホで QR コードを読み取って slido に参加する。

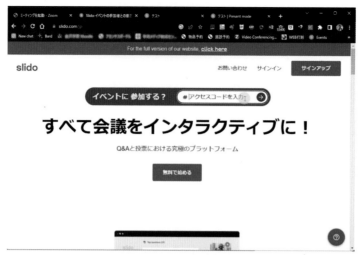

③またはアクセスコード(# ○○○○)を slido のホームページから入力してもアクセスできる。

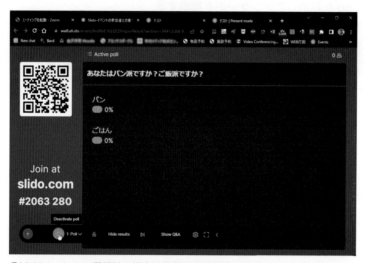

④Multiple choice 選択肢の場合は回答割合が表示される。

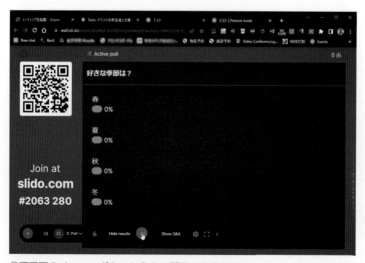

⑤画面下のメニューボタンから次の質問に移動する。

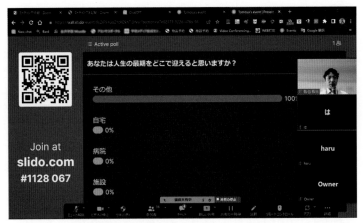

⑥オンライン授業の場合は「画面共有」，対面授業の場合はスクリーンなどに投影して slido を全員で視聴する。集計結果は瞬時に表示される。

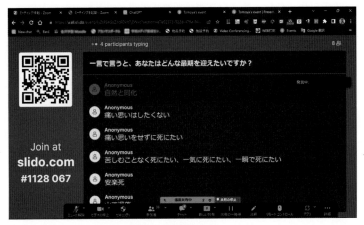

⑦自由回答も Anonymous（匿名）で表示される。

TIPS　slido を活用するメリット

　slido にはさまざまなメリットがあります。オンライン授業に限らず，対面授業でも同様のことがいえますが，slido を活用する効果について少しふれておきます。

① 授業へのコミットメントの向上：slido では質問に対する自身の回答が反映されたグラフなどが表示されます。このことによって，学生が受動的なリスナーではなく，アクティブな参加者として関与できるようになります。

② リアルタイムなインタラクション：slido では，リアルタイムで回答を投稿し，集計結果を共有することができます。すなわち，教員と学生間でのコミュニケーションや（オンラインの）教室全体の対話が生まれ，インタラクティブな授業になります。ひいてはよりクリエイティブな内容を生み出す授業となり得ます。

③ 匿名性の確保により本音を引き出す：slido では，匿名で質問や意見を投稿することができます。これにより，学生は自由に意見を述べることができますし，個人のプライバシーを守りながら授業へのフィードバックを収集することもできます。

④ 大人数にも対応：slido は，参加者の数に関係なく瞬時に意見を集約することができます。授業では数十人の学生が参加していると思いますが，slido は参加人数が多くても一瞬で集計を行うことができます。教員自身が手を動かす必要はなく slido が集計してくれます。もちろん，参加者の規模が 100 人，1,000 人でも問題ありません。授業以外のイベントでも活用できると思います。

第4章

ライブ授業で
スモールグループに分けて
対話させる

　看護学教育においては，学生による**グループワーク**がよく行われます。**その理由としては，協働によるチームワークの形成，異なる視点や考え方に触れる，問題解決能力の向上，コミュニケーション能力の向上などが考えられます。**グループワークの重要性はオンライン授業であっても変わりありません。むしろ，対面と比べて他者とのコミュニケーションがとりづらいオンラインだからこそ，積極的にグループワークを取り入れるべきかもしれません。

　オンラインでは，電子機器を介したコミュニケーションになるので，当然制限はあります。しかし，**グループワークをオンラインで行えば教室や座席の移動が必要なく，即座に始めることができますし，資料の作成や共有も効率的に行えます**。これらはオンラインだからこそのメリットといえます。

　これまでの章では，主に教員と学生間のオンラインでのコミュニケーションについて解説してきましたが，本章ではオンラインでのグループワークの方法と効果について述べます。Zoom を例にしていますが，もちろん他の Web 会議システムにおいても同様の方法と効果があります。「普段行っているグループワークをオンラインで実施するとしたら？」を念頭において読んでみてください。

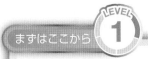

Zoom のブレイクアウトルームを使って議論を活性化しよう！
——ブレイクアウトルームを使えば，対面よりグループワークがスムーズに

　オンライン授業で学生の発言を促すことはなかなか難しいものです。「意見はありますか？　質問はありますか？」と投げかけても，反応がないことのほうが多いでしょう（対面でも同じですが）。名指しして強制的に発言してもらうことも可能ですが，いつもそれでは気が引けますね。そんな場合は，ブレイクアウト機能を使って少人数のグループに分けて会話をしてもらうと，発言が出やすくなります。**対面の授業であっても同じですが，スモールグループで話し合い，意見をまとめてもらってから，それを全体に発表してもらうという方法**です。

　先にも述べたように，対面のグループワークに対して優れている点としては，**Web 会議システムのブレイクアウトは移動時間が不要であることです。また，スモールグループを教員がラウンドするのも，ボタン1つでできます。**ただし，オンラインで話すことが苦手な学生の場合は，**ブレイクアウトで分かれた後でも発言しない（できない）場合もあり，適宜教員によるファシリテーションが必要と**なります。

こんな効果が期待できる

- グループに分けることで学生の発言を促すことができる。
- 学生はグループワークを通して授業にコミットすることができ意欲が高まる。
- 学生はより主体的に授業に参加できる。

使用するツール

教員側：パソコン，Web カメラ（パソコン内蔵カメラも可），マイク（パソコン内蔵マイクも可，ヘッドセットがあればなおよし）

学生側：スマホやパソコンなどオンラインでアクセスできるデバイス

Zoom でブレイクアウトセッションをやってみる

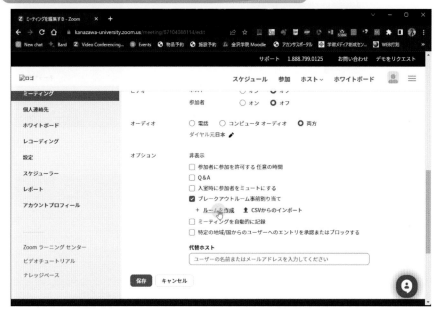

①ミーティング作成時に，事前にブレイクアウトルームを割り当てることが可能です。

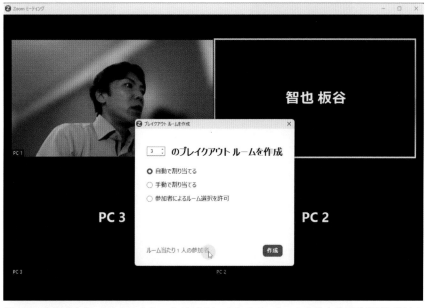

②Zoom を開き「ブレイクアウトルーム」をクリックします。ルームの数と参加者の振り分け方法を選択します。

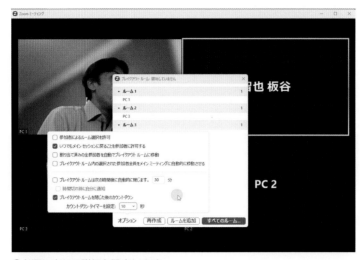

③必要に応じて詳細を設定します。

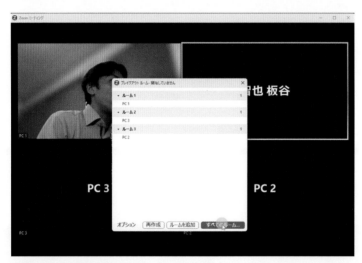

④「すべてのルームを開く」をクリックします。

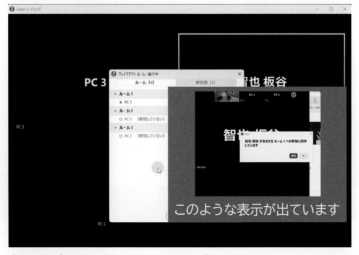

⑤参加者は「参加」のボタンをクリックしてブレイクアウトルームに入ります。

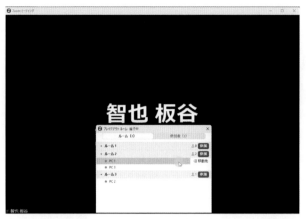

⑥主催者は誰がどこのルームにいるか確認ができます。また参加者を別のルームに移動させることもできます。参加者自身がルームに入ることもできます。

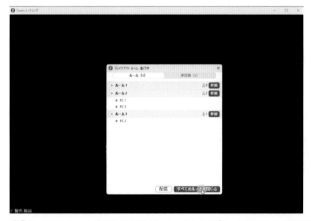

⑦「すべてのルームを閉じる」をクリックしてブレイクアウトを終了します。

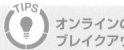

オンラインのアクティブラーニングにブレイクアウトは必須である

　本書はオンライン授業で用いるデジタルツールについて書いていますが，同時に「アクティブラーニング」を意識した内容になっています。

　アクティブラーニングは，学生を受け身ではなく，意欲を高め積極的に，そして主体的に参加させるための学習アプローチです。特に対人援助を行う看護学教育においては，コミュニケーション能力の醸成という意味でもアクティブラーニングは欠かせません。アクティブラーニングにおいては学生同士の対話が重要な要素であり，ディスカッションやグループ活動を通じて，学生は他の人と意見を交換しながら，異なる視点やアイデアを共有するわけですが，オンラインでこれらの活動を行う場合，必ずブレイクアウトを行うことになります。つまり，看護学教育をオンラインで実施する場合，教員がブレイクアウト機能をうまく活用できるかどうかが重要になってくるということです。グループワークでこの機能を使いこなせば，参加している学生も楽しく授業を受けることができますし，参加意欲も向上することでしょう。

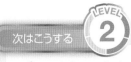

ブレイクアウトルームのなかで資料（記録）も作成しよう！
——グループワーク中に Google ドキュメントで資料が作成できる

　グループワークにおいて，単に対話するだけでなく，話し合いの内容をまとめるなど，資料を作成し共有する方法を紹介します。オンラインの場合は紙の資料を使えないので，おのずとデジタルな資料を使うことになりますが，**デジタルの資料の場合は共同編集が可能であり効率的に作業ができます。また，リンクを渡すだけで誰でも資料にアクセスできるため，共有も簡単に行えます。**

　ここではオンライン授業で使うツールとして **Google ドキュメント**（Google 社）を紹介していますが，実はこのツールの利便性はオンライン授業に限ったことではありません。「共同編集」という機能は大変便利で，私は対面の授業であってもよく活用しています。共同作業でものすごいスピードで資料が仕上がっていく様子は見ていて楽しいとすら感じます。またこのような**クラウド型ツールは，どんなツールからでも閲覧，編集が可能**です。最近の学生であれば，スマホ1台でサクサクと資料を作成する強者も珍しくありません。

こんな効果が期待できる
　共同編集によって短時間で資料を作成することができる。資料のリンクを共有することで，授業参加者が素早く資料にアクセスすることができる。

使用するツール
教員側：パソコン，Web カメラ（パソコン内蔵カメラも可），マイク（パソコン内蔵マイクも可，ヘッドセットがあればなおよし），Google ドキュメントなどクラウド型の作業ツール

学生側：スマホやパソコンなどオンラインでアクセスできるデバイス。ただし，スマホでの作業はかなり難しいためパソコンを推奨

Zoom ミーティング中に Google を使って資料を同時編集

Google の資料を作成する

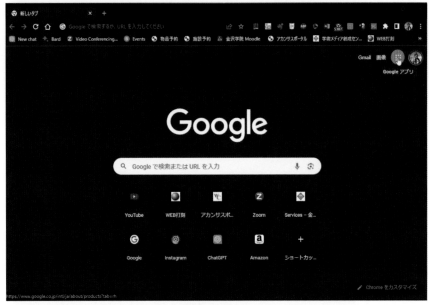

①Google のページから Google アプリを開きます。

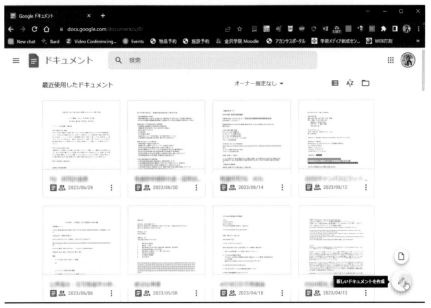

②「新しいドキュメントを作成」をクリックします。

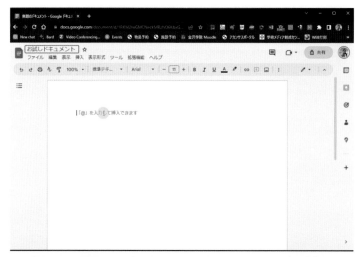

③ドキュメントが開くのでタイトルなどを入力し，資料の作成を開始します。

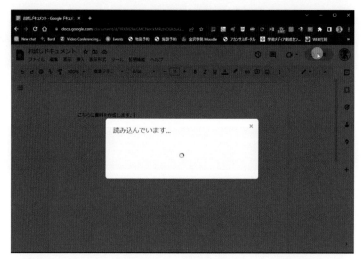

④「共有」をクリックします。

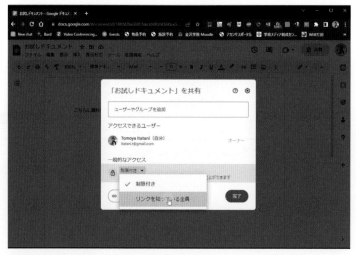

⑤「リンクを知っている全員」をクリックします。

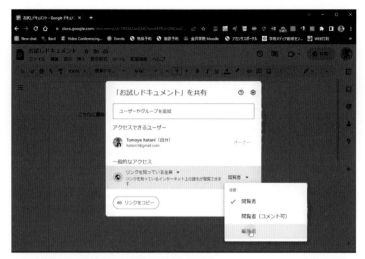

⑥「閲覧者」から「編集者」に変更します。

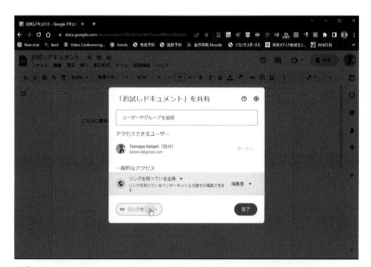

⑦「リンクをコピー」をクリックし，コピーしたリンクを参加してもらう人に配布します。

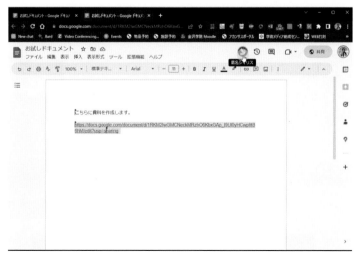

⑧参加者は画面上部に表示されます。

Zoom ミーティング中に Google を使って資料を共同編集する

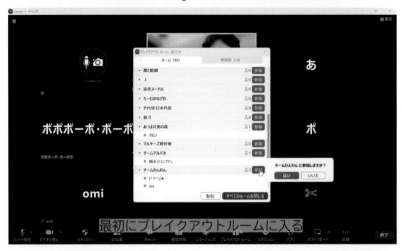

①人数が多い場合はブレイクアウトするとよいです。まずはブレイクアウトルームに入ります。

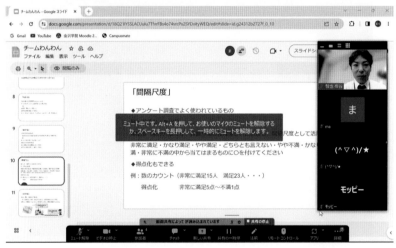

②共同編集したい Google の資料を画面共有で表示します。

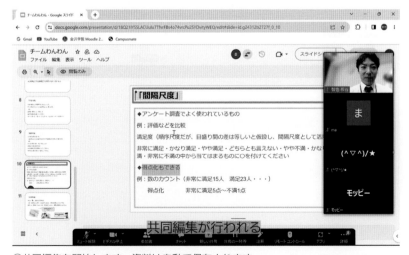

③共同編集を開始します。資料は自動で保存されます。

授業だけじゃない！
あらゆる場面で作業を効率化するクラウド型ツール

　今回ご紹介した Google ドキュメントなどのクラウド型ツールですが，オンライン授業だけでなく，対面授業にも使えますし，当然ながら普段の仕事での使用においてもさまざまなメリットがあります。実際に私自身も，授業だけでなく研究活動においても頻繁に利用をしています。ここでクラウド型ツールの代表的なメリットを紹介します。

❶ 共同編集により作業が効率化

　クラウド型ツールでは，複数のユーザーが同時にドキュメントを編集できます。ですので，グループで集まって作業を行う場合，クラウド型ツールを利用すれば作業を効率化できます。作業ファイルをメールで送受信する必要はなく，インターネットでクラウド上のファイルにアクセスして作業を行えばいいわけです。

❷ アクセスが容易

　クラウド型ツールの場合は，ファイル本体は各パソコンにはなくインターネットのサーバー上にあるので，インターネット接続があればいつでもどこからでも，ファイルやドキュメントにアクセスできます。パソコン，タブレット，スマホなどどんなデバイスからでもアクセスが可能です。

❸ 履歴の追跡が可能

　クラウド型ツールでは，「間違って編集したらどうしよう」という心配があるかも知れません。でも大丈夫です。クラウド型ツールでは変更履歴の追跡が容易に行えます。ですので，過去の変更を確認したり，以前のバージョンに戻したりすることができます。

❹ 自動保存でデータをバックアップ

　クラウド型ツールでは，作業中のドキュメントは自動保存されます。保存ファイルはクラウド上に保存されているので，万が一個人のパソコンが壊れたとしてもファイルやドキュメントには影響がありません。これにより，データの損失を最小限に抑えることができますし，誤ってファイルを紛失するリスクも抑えることができます。

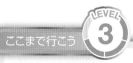

ブレイクアウトルームを任意参加設定にして
ジグソー法をやってみよう！
――オンラインでのアクティブラーニングで，
グループダイナミクスを活かした学習効果が得られる

ジグソー法はアクティブラーニングの手法の1つです。まず，「ホームグループ」と呼ぶ通常のスモールグループをつくり，そこで授業のトピックや課題について話し合い，資料の作成などを行います。次に，ホームグループを解体して別のグループ「ジグソーグループ」をつくります。そして，**ホームグループで話し合った内容について，ジグソーグループで共有する**という方法です。ジグソー法には以下のようなメリットがあります。

① チームワークの形成

ジグソー法では，グループ内で話し合ったのち，メンバーと別れてジグソーグループに入ります。ジグソーグループでは，ホームグループで話し合った内容を共有するわけですが，**別グループとの意見交換があるということが，「よりよい資料を作成する」ということに意識を向けさせ，チームワークを向上させます**。

② 責任感の向上

ジグソーグループでは，基本的にホームグループのメンバーが自分ひとりしかいません。自分自身がしっかりと**ホームグループで話し合った内容を伝える必要があるため，ホームグループでの作業でも真剣に取り組むようになります**。これがメンバーの責任感を向上させるというわけです。

③ 異なる視点の統合

ジグソー法では，ホームグループとジグソーグループの2段階で意見交換があります。まず，ホームグループでの意見交換を通じて他者の意見にふれるわけですが，それをまとめたうえで，ジグソーグループでさらに他のグループの意見にふれることになります。このような作業を経て，**異なる視点や意見が統合され広い視野での学習が促進されます**。また，他のメンバーからのフィードバックを通じて，**批判的思考能力も醸成されます**。

ジグソー法は，チームワーク，責任感，異なる視点の統合など，さまざまなメリットをもたらす手法で，アクティブラーニングとして大変有効な手段です。**オンライン学習においては，ブレイクアウト機能を活用することでスムーズにワークを実施することができます**。オンラインでのジグソー法は準備が非常に重要ですので，ここでは準備の段階から少し詳しく説明をしていきます。

こんな効果が期待できる

チームワークの形成，責任感の向上，異なる視点の統合など。

使用するツール

教員側：パソコン，Web カメラまたビデオカメラやデジタルカメラ，マイク，
　　　　PowerPoint スライドなど講義で提示する教材

学生側：スマホやパソコンなどオンラインでアクセスできるデバイス

ホームとジグソーの部屋を移動しブレイクアウトでジグソー法

VIDEO
12

ジグソー法とは

ホームグループ：最初に形成されるグループ
ジグソーグループ：ホームグループを解体し、ホームとは別メン
バーで構成されるグループ

1．ホームグループで特定のテーマについて調べ、学習する

2．ホームグループを解体し、ジグソーグループを形成する

3．ホームグループでの学習内容を各メンバーがジグソーグループ内で教え合う

①ジグソー法とはホームグループで学習を行った後，グループ編成を変更したジグソーグループを形成し，ホームグループでの学びを共有する方法です。

（例）Aさんの退院後の在宅生活について考える

ホーム	ジグソー1	ジグソー2	ジグソー3	ジグソー4
看護師	佐藤	鈴木	高橋	田中
主治医	渡辺	伊藤	中村	小林
ヘルパー	山本	加藤	吉田	山田
ケアマネ	佐々木	山口	松本	斎藤

ジグソー法のメリット

◆ **主体的に学ぶ**

◆ **コミュニケーション力が向上する**

◆ **効率的に学習できる**

②動画では，ホームグループ4つ（看護師，主治医，ヘルパー，ケアマネジャー）とジグソーグループ4つ（ジグソー1〜4）を例にして説明しています。

ホーム	ジグソー1	ジグソー2	ジグソー3	ジグソー4	URL
看護師	佐藤	鈴木	高橋	田中	http://www…
主治医	渡辺	伊藤	中村	小林	http://www…
ヘルパー	山本	加藤	吉田	山田	http://www…
ケアマネ	佐々木	山口	松本	斎藤	http://www…

**ホーム＆ジグソーメンバーを提示する際に
資料のURLも表示すると、資料へのアクセスが容易です！**

③ワークの前にホームグループとジグソーグループを提示する際に，資料として用いる Google ドキュメントのリンクを提示するとよいです。

Zoom のブレイクアウトを使ってジグソー法を実施

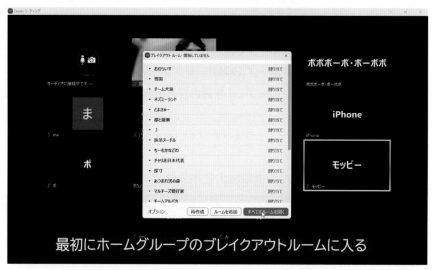

①ブレイクアウトを開始し，最初にホームグループに入ってもらう。

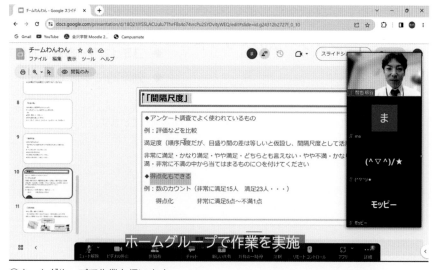

②ホームグループで作業を行います。

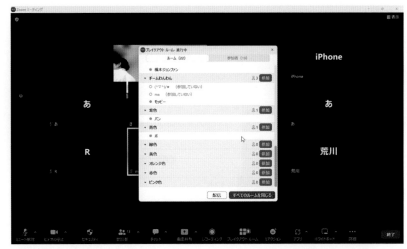

③ホームでの作業が完了したら，ジグソーグループのルームに移動してもらいます。動画の例では，「色」がジグソーグループを示しています。

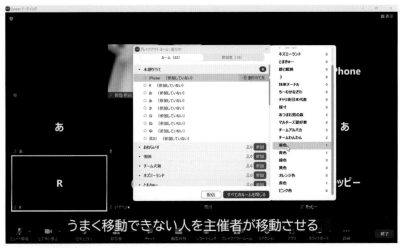

④うまく移動できない人は主催者が操作して移動させます。

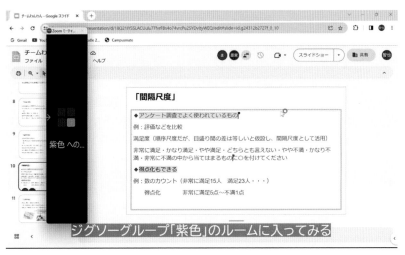

⑤ジグソーグループで作業を行います。

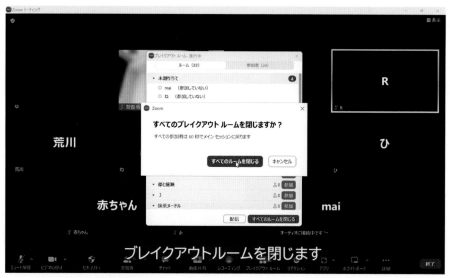

⑥終了時刻になったら「すべてのルームを閉じる」で終了します。

 TIPS

難しい面もある！
ファシリテーションが重要なオンラインのグループワーク

　オンラインでグループワークを実施するメリットについてはこれまでお話してきた通りです。ただし，よい面だけではありません。オンラインならではの難しさがあります。それは，対面のグループワークと比較して，オンラインのグループワークではより話が進まないことがあるという点です。

　オンラインでは当然ながら，対面よりもコミュニケーションが難しいです。よく知った友達とのグループワークであれば会話は弾むでしょうが，必ずしもそうなるとは限りませんし，初対面の人と同じグループになるかもしれません。オンラインの場合は対面と違って話の間の取り方が難しく，初対面の相手であればなおさらです。ですので，教員やアシスタントがファシリテーターとしてグループに入り，会話の流れを助けることが重要になります。先生方の腕の見せどころということです。

　これは個人的な考えにはなりますが，うまく会話を進めるためにはファシリテーターがちょっと強引にでも会話に入って質問することだと思います。どんなに静かで会話の弾んでいないグループがあったとしても，みんな意見が言いにくいだけで，内に秘めていることがほとんどです。そこに割って入って「どんな話をしているの⁉」と質問をするだけで，案外みな答えてくれます。最初の1人の意見を引き出せれば，それが呼び水となって意見交換が進むということがよくあります。ファシリテーターは会話がスムーズになったのを見極めて，次のグループに移動します。学生間のコミュニケーション能力以上に，ファシリテーターの能力が求められるワークといえるかもしれません。

第5章

対面とオンライン参加者の
コミュニケーションを
違和感なく促す

これまでの章は授業や演習などの教育場面を想定した内容でしたが，本章ではオンラインの「会議」を中心にお話していきます。授業というよりは**研究会やゼミなどで活用できる方法**になります。ポイントは本章のタイトルにあるように，**対面とオンライン参加者のコミュニケーションの違和感をなるべく下げ，一体感のある場にすること**です。

対面が主体の会議にオンラインで参加すると，オンライン参加者は対面の参加者と比較して，対面会場の雰囲気を掴むことが難しいです。**対面の会議では，表情やジェスチャー，身体の動きなどから相手の意図や感情を読み取ることができ**ますが，オンライン参加者は画面上の映像に限定されるため，情報が制限されるからです。

この状況により，オンライン参加者は参加している感が欠けることがあります。同時に，対面の会場側から見ても，オンライン参加者の存在感が薄く感じられます。その結果，**オンライン参加者は対面参加者同士の交流に積極的に参加することが難しいため，情報や意見の共有や意思決定のプロセスにおいて取り残される可能性が出てきます。**

以上のことから，対面で行われる対話にオンラインから参加する場合は，その垣根をなるべく下げてあげることが必要になります。本章では，**オンライン参加者の存在感を高め，コミットメントを高める工夫**について紹介します。

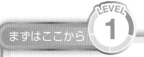

対面とオンラインをミックスし，あたかも「みんなそこにいる」かのようなディスカッションの場をつくろう！
——研究室のゼミで，その場にいない参加者とも自然に話せるようになる

第2章のレベル3と一見同じような内容ですが，**「違和感なくミックス」**というのがポイントです。第2章の例は対面授業をWeb会議システムでいわば「一方的に」配信する方法で，オンラインの参加者は主として「聞いている」という状態です。ここで紹介する方法は，**対面参加者とオンライン参加者が違和感なく対話するということを重視した方法**になります。

まず映像についてですが，ポイントは対面で集まっている場所ではパソコンの内蔵カメラとモニターを使用するのではなく，**Webカメラと外部モニターを使用**することです。モニターはできるだけ大きなものがよいでしょう。対面の会議にオンライン参加者がいる場合，よく用いられる方法としては，対面の参加者全員が目の前にパソコンを置いて，全員がWeb会議システムに参加する方法です。この方法だとオンライン参加者にとっては，目の前のモニターにグリッド表示で参加者が表示され，「全員がオンラインで参加」しているのと変わりありません。**これを対面の会議に近づけるためにはWebカメラで対面参加者全員が映るよう**にします。これだけでも，オンラインで参加者にとっては，自分も対面で参加し

ている感覚に近づきます。対面の会場側では大型のモニターにオンライン参加者を映すとよいでしょう。**オンライン参加者をパソコンのモニターで映した場合，画面が小さいためにどうしても存在感が薄れてしまいます。それを解消するために大きなモニターに映すわけです。**

　次に音声についてです。対面とオンラインを混ぜて会話することはかなり難しいです。理由の1つは，**対面での会話と Web 会議システムを介した会話では音の重複の許容度が異なるからです。**もう少しわかりやすくいうと，対面の場合は複数の人が多少同時にしゃべっても会話は成立します。しかし，Zoom などのテレビ会議システムの場合は，音声のオーバーラップができないため，誰かが話している間はその声が優先され別の誰かが被せて話すことができません。また，多くの参加者が同時に話すと，マイクからのノイズやエコーが増える可能性があります。こんなときに，通常の対面の会議に近づけるためには，**会議用スピーカーフォンを使用する**とよいです。これを使用すれば，**みなヘッドセットなどを使用する必要がなく，また会場の声を満遍なく収音するので，いつも通りの会話に近い状態での会議が可能**になります。

　対面での会議にオンラインで参加する参加者はどうしても「置いてけぼり」にされがちです。ですが，ここで紹介した工夫を用いることで，対面とオンラインの垣根を下げ，特にオンライン参加者のコミットメントを高めることができます。

こんな効果が期待できる

　できるだけ違和感なく対面とオンラインをミックスすることで，双方が「対面」で参加している感覚に近づき，会議やゼミへのコミットメントが高まる。

使用するツール

対面の会場：パソコン，スピーカーフォン，Web カメラなど，大きめのモニター

 TIPS　とっても便利なスピーカーフォン

　今回は対面での会議やゼミにオンラインで参加する場合についてスピーカーフォンを紹介します。スピーカーフォンはその他のさまざまな場面でも大変便利なツールです。スピーカーフォンの利点についていくつか紹介します。

　スピーカーフォンは，基本的な性能としてパソコン内蔵のマイクより音質がよいので，大人数が参加する会議でなく，一対一のオンライン会議であってもスピーカーフォンを利用する価値はあります。

　また，ハンズフリーで利用できて便利です。スピーカーフォンはマイクとスピーカーが一体化しているため，デスクやテーブルの中央に置いて使用することができます。これにより，両手を自由に使いながら会議に集中できます。一部のスピーカーフォンには，周囲のノイズを抑制するノイズキャンセリング機能が搭載されています。これにより，騒音のある環境でもクリアな音声を伝えることができます。

　最後に機器との互換性ですが，スピーカーフォンは，一般的なコンピュータやモ

バイルデバイスとの接続が容易です。USB，Bluetooth，またはワイヤレス接続を通じて，さまざまなデバイスと接続できます。これらのメリットにより，スピーカーフォンは，オンラインミーティングにおいて高品質な音声と便利なコミュニケーション手段を提供することができます。

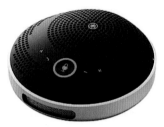

YAMAHA：YVC-200B　ユニファイドコミュニケーションスピーカーフォン
周囲の音を一斉に拾うので声がオーバーラップしても，音声が途切れにくい。スピーカーからの音質もよいです。

スピーカーフォンと Web カメラ，大型モニターを使ったハイブリッド会議

VIDEO
13

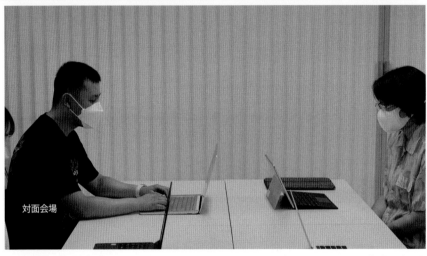

①対面会場：会場参加者はオンライン参加者を手元のノートパソコンで見ている状態です。オンライン参加者がその場にいる雰囲気はあまりありません。

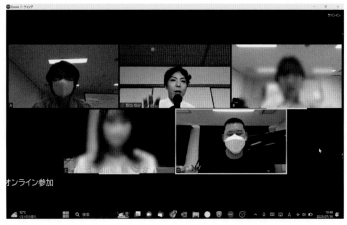

②オンライン参加：オンライン参加者の画面に対面参加者がグリッド表示されるため，対面会場では参加者が集まっているにもかかわらず，通常のオンライン会議と同じような見え方になります。また，対面会場で参加者が一斉に話し始めると，音声が途切れがちでこもったような音質になります。

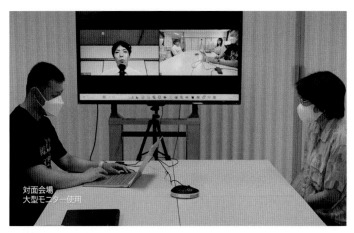

③対面会場：大型モニターを使用することで，オンライン参加者が大きく映し出されるため，オンライン参加者がその場にいるような雰囲気をつくることができます。

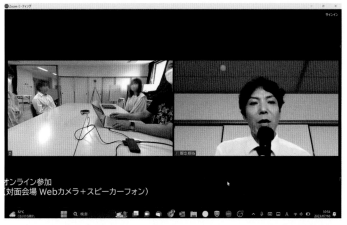

④オンライン参加（対面会場 Web カメラ＋スピーカーフォン）：対面会場で Web カメラを使用すると対面参加者が集まっている様子がわかり，オンライン参加者にも場の雰囲気が伝わりやすいです。また，スピーカーフォンを使用することで，対面会場の会話が聞き取りやすくなります。

次はこうする

講義室にいる参加者に向けてオンラインでプレゼンテーションしてもらおう！
——オンライン参加のプレゼンターに話してもらうためのセッティング

　最近ではさまざまなオンライン形式の方法があります。対面とオンラインを混ぜたハイブリッド形式の場合，従来，メインのプレゼンターが対面でその場におり，そこにオンラインの参加者が入るという形式でした。ですが最近では，メインのプレゼンターがオンラインという場合もあります。学術大会ですと，座長が海外から参加するということもあります。したがって，オンライン参加者の音声を対面の会場にしっかり届けることが必要な場面があります。また，会場の音声についても，対面参加者の声をマイクで拾って，会場のスピーカーで流しつつ，その音声をオンラインにも流す必要があります。この操作を行うために必要なものが**オーディオインターフェース**です。音を会場スピーカーとオンラインに分けて流すことがポイントなります。

　レベル2はレベル1の音声の部分を拡張した内容になります。レベル1はスピーカーフォンで対応可能な，小さな会議室でのハイブリッド会議を想定したものです。レベル2ではスピーカーフォンではなく，通常のスピーカーで音声を流す必要のある広さの会場を想定しています。

こんな効果が期待できる

　オンライン参加者のプレゼンテーションの音声を，スピーカーを使ってしっかりと対面参加者のいる会場にクリアな音質で流すことができる。

使用するツール

対面会場側：パソコン，Web カメラ，オーディオインターフェース，スピーカー
オンライン参加者側：パソコンを用意すれば OK だが，なるべく画質音質のよい
　　　　　　　　　　セッティングにする

音質と機能性に優れたオーディオインターフェース

　オーディオインターフェースは，コンピュータや他のデジタル機器と音声や音楽信号をつなぐための装置です。例えば，楽器やマイクからの音をコンピュータに取り込んだり，コンピュータから音を出力したりすることができます。主な役割は，アナログ音声をデジタル信号に変換することです。マイクや楽器からの音をコンピュータが理解できる形に変換して，録音や再生ができるようにします。
　オーディオインターフェースには，さまざまな接続ポートがあります。マイクや

楽器を接続するためのポートや，スピーカーやヘッドフォンを接続するためのポートなどです。マイクを複数本接続できるタイプもあり，比較的大きな会場で話し手が複数いる場合，それらの音声をミックスできるので便利です。また，オーディオインターフェースには，音声のレベルを調整するプリアンプという機能もあります。マイクからの微弱な音を増幅して，はっきりとした音声として取り込むことができます。オーディオインターフェースは，音楽制作や録音，ライブパフォーマンスなどで活用されるものですが，ハイブリッド会議でも有効活用ができます。もともと音楽のために作られた装置ですから，音質も非常に良好です。

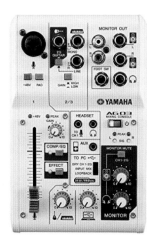

YAMAHA：AG03 オーディオインターフェース
ダイナミックマイクとパソコンを接続するための機器です。オーディオインターフェースを使用すると，つまみやスライダーなどを使って音量調整を行ったり，ボタンでマイクをオンオフすることができます。また，マイクの音声と外部機器から取り込んだ音楽などを混ぜ合わせてパソコンに送ることもできます。

オーディオインターフェースで対面会場とオンラインの音をつなぐ

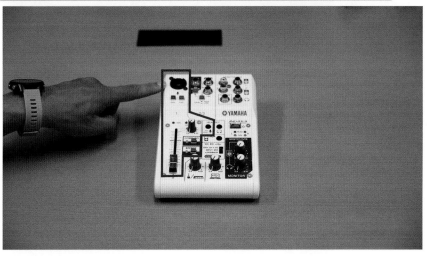

①オーディオインターフェース AG03 の左側（図中の赤い囲み部分）にマイクの入力端子と音量調整のツマミ類があります。

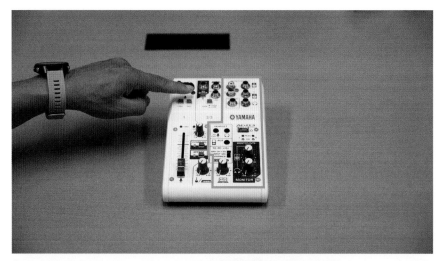

②オーディオインターフェース AG03 の右側（図中の緑の囲み部分）にスピーカーなどの音響機器と接続するための入力端子と音量調整のツマミ類があります。

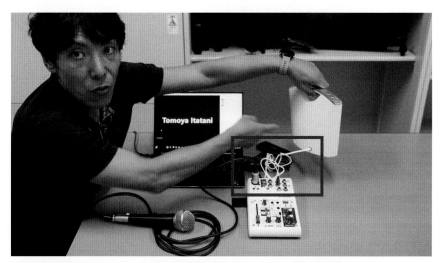

③マイクの端子を差し込み，スピーカーと接続するケーブルの端子も差し込みます。

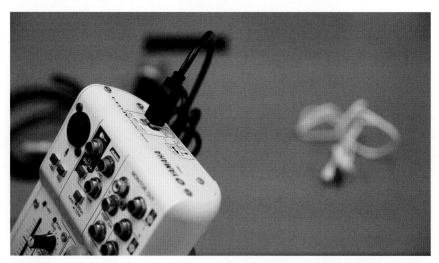

④オーディオインターフェース AG03 とパソコンをつなぐUSB（Type B）端子は背面にあります。

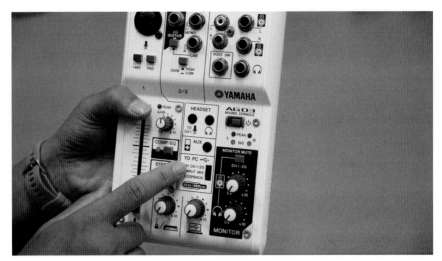

⑤「TO PC」のスイッチは INPUT MIX にします。

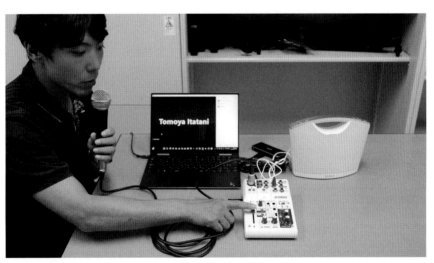

⑥音量を調整してマイクで話すとスピーカーから音が流れ，パソコンのほうにも流れます。オンライン参加者の声もオーディオインターフェースを介してスピーカーから流れます。

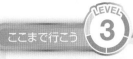

ここまで行こう LEVEL 3

ビデオスイッチャーを使ってサクサク画面切り替え！テレビ放送のような配信をしよう！

——パネルディスカッションが，カメラを切り替えながらの配信でまるでテレビ番組に

　ビデオスイッチャーは映像入力端子が複数あり，入力された映像をボタン1つで切り替えるツールです。このツールを使うことでまるでテレビ放送のようにサクサクと画面を切り替えながら映像を配信することができます。映像はカメラだけでなく，HDMIケーブルでつながれたパソコンのモニター画面を使うこともできます。これにより，**参加者に対して最適なビデオソースを表示することができます**。例えば，話している人の映像や共有画面を適切に切り替えることで，会議の効果的なコミュニケーションや情報共有が向上します。

　実はこの映像の切り替えですが，第6章で説明する **OBS を使ってもほぼ同じ**ことができます。しかし，**操作性は格段にビデオスイッチャーのほうがよい**と思います。またビデオスイッチャーには映像出力の端子もあるので，配信している映像を配信者がモニターで確認することもできます。この辺りをふまえて，詳しく説明していきます。

こんな効果が期待できる

　スムーズな画面切り替えによりスムーズなコミュニケーションが可能となり，プロフェッショナルな印象を与えることができる。

使用するツール

パソコン，カメラや投影したい資料，ビデオスイッチャー

Blackmagic Design：ATEM Mini
ビデオスイッチャー。HDMI 入力端子が 4 つあり，カメラなどの映像機器を最大 4 台入力できます。パソコンをつないでパソコン画面を入力することもできます。スイッチを使って映像を切り替えます。マイク端子も 2 本あります。HDMI 出力端子が 1 つあり，プロジェクターなどに接続することができます。USB Type C ケーブルの入力端子があり，配信用パソコンに接続し，Zoom などに映像を送ることができます。

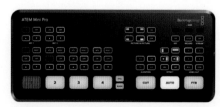

ビデオスイッチャーでさくさく画面切り替えする方法

VIDEO
15

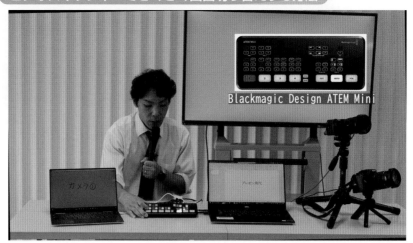

①ビデオスイッチャーは，複数の映像機器を入力して，ボタンで映像を切り替える機器です。

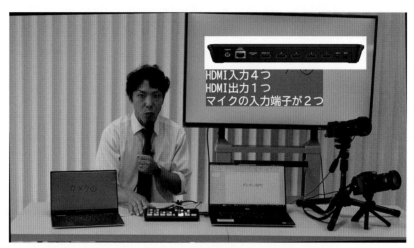

②今回使用している ATEM Mini には HDMI 入力が 4 つ，HDMI 出力が 1 つ，マイク入力端子が 2 つあります。

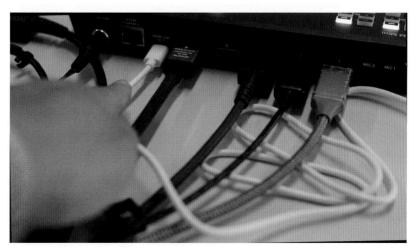

③背面にある端子に HDMI ケーブルを差し込みます。

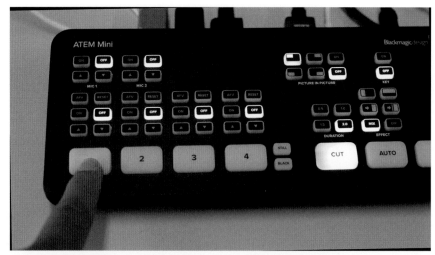

④入力された HDMI ケーブルからの映像をスイッチで切り替えることができます。

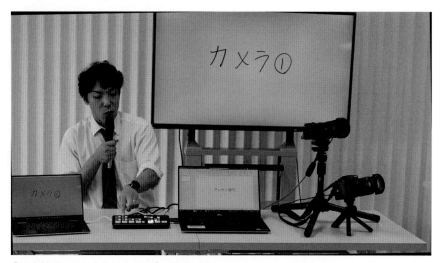

⑤入力端子1に入力したカメラ①の映像です。

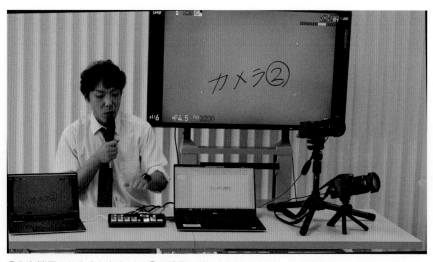

⑥入力端子2に入力したカメラ②の映像です。

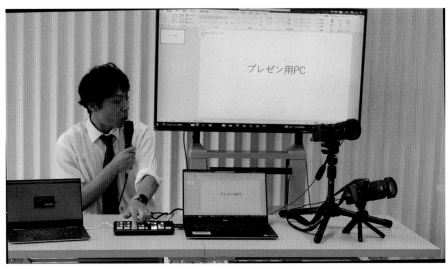

⑦入力端子３に入力したプレゼン用パソコンの映像です。

 TIPS　**ビデオスイッチャーをオンライン会議で使うメリットは？**

　先に述べたように，ビデオスイッチャーを用いて映像を適切に切り替えることで，会議の効果的なコミュニケーションが期待できます。他にもいくつかメリットがありますので，ここで紹介します。

操作の簡素化

　ビデオスイッチャーは，複数のビデオソースを一元管理するため，操作の簡素化につながります。複数のカメラやデバイスを別々に操作する必要がなくなるため，効率的な会議の進行や映像の管理が可能です。Zoomなどで会議をしていると「画面共有」でもたついた経験のある方は多いと思います。ビデオスイッチャーであれば，ボタンひとつでカメラとPowerPointなどの資料を切り替えることができます。

シームレスな映像切り替え

　ビデオスイッチャーは，映像の切り替えをスムーズに行うことができます。トランジション効果を利用することで，映像の切り替えがシームレスに行われ，プロフェッショナルな印象を与えることができます。

多重画面の活用

　ビデオスイッチャーを使用することで，複数の画面を同時に表示することができます。例えば，プレゼンテーション画面と参加者の映像を並列して表示したり，資料や画像を画面の一部に表示しながら会議を進行したりすることができます。これにより，情報の視覚化や視覚的なコミュニケーションの強化が可能になります。

　これらのメリットにより，ビデオスイッチャーはオンライン会議において，映像の切り替えやプレゼンテーションの効果的な活用を支援し，参加者とのコミュニケーションや情報共有を円滑にします。

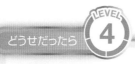

対面とオンライン参加をミックスしたハイブリッド形式の学会を開催しよう！

──会議や発表をオフライン，オンライン関係なく共有すれば，学会運営もこわくない

この書籍における最高難易度の方法になります。

この方法の難しさは大きく2つあります。1つは映像の視聴方法が会場とオンラインでは異なるという点です。もっとも簡単なハイブリッドの方法は，発表者がWeb会議システムに参加し，画面共有を使ってオンライン参加者に資料を提示しつつ，その画面そのものを対面会場のスクリーンにも映すというものです。しかしながら美しい方法ではありません。Web会議システムのボタンなど，不要なものもスクリーンに映し出されるからです。これを回避するためには，**HDMI分配器を使って映像を切り分ける方法を使用**します。

もう1つの難点は音声です。音声には会場マイクとオンライン参加者のマイクがあります。オンライン参加者のマイク音声は会場スピーカーから流します。会場マイクの音声は，会場スピーカーとオンライン上に流す必要があります。しかも音声はハウリングを起こさないように工夫する必要があります。

以上のことを成し遂げるには，ツールのかなり複雑な配置と，それを使いこなす知識が必要になります。当然ながら難易度は高く，通常は大金をはたいて業者に頼むことになります。しかし！　**これからの説明を読み，動画を見れば自前でも同じことができます！**　ここでは，簡易なツールを用いて説明しますが，大規模学会で用いるような大型ツールも使い方は同じです。学内で行われるような小規模学会や，研究会などであれば，ここで紹介するようなツールで十分対応が可能です。たしかにセッティングや操作は大変かもしれません。しかし，自前でハイブリッド学会や研究会ができるというのは大変魅力的だと思います。ぜひチャレンジしてみてほしいです。

こんな効果が期待できる

ハイブリッド学会を自前で行うことができる。

使用するツール

カメラ2台，発表者用パソコン，配信用パソコン，ビデオスイッチャー，HDMI分配器，HDMI切替器，プロジェクター，オーディオインターフェース，スピーカー，マイク

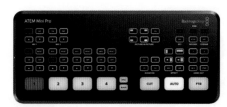

Blackmagic Design：ATEM Mini
ビデオスイッチャー（LEVEL 3 参照）

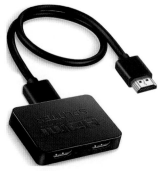

Avedio links：HDMI スプリッター
HDMI 分配器：HDMI 端子で入力された映像を，2 つの画面
に映像を複製して出力します。出力先は異なる種類の機器
でも可能です（テレビモニターとプロジェクターなど）。
HDMI 機器からの電力供給で使用可能ですが，電力不足の
際は USB 端子から給電することもできます。

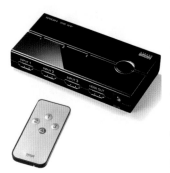

サンワダイレクト：400-SW019
HDMI 切替器：入力された複数の HDMI 機器を切り替えて
出力することが可能です。
3 台の機器の映像を 1 台のモニターへ出力することができ
ます。本体の切り替えスイッチかリモコンで機器を選択し
ます。リモコンを使用すれば，本体から離れた場所でも切り
替えが可能です。
HDMI 機器からの電力供給で使用可能ですが，電力不足の
際は USB 端子から給電することもできます。

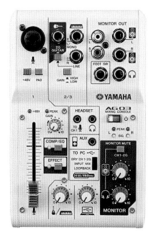

YAMAHA：AG03 オーディオインターフェース（LEVEL 2 参照）

自前で済ますハイブリッド学会

VIDEO
16

VIDEO
17

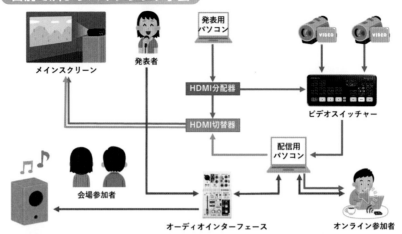

①ビデオスイッチャーとオーディオインターフェースを使ったハイブリッド形式の全体図
　青と緑の矢印は映像の信号を表しています。赤の矢印は音声の信号を表しています。

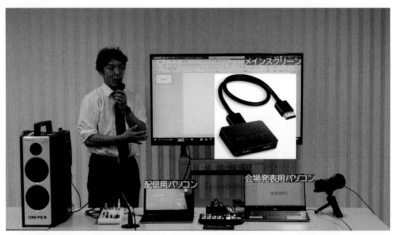

②会場発表用パソコンの映像はHDMI分配器で分けます。一方はメインスクリーンのほうに流
　し，もう一方はビデオスイッチャーを経由して配信用パソコンに送ります。

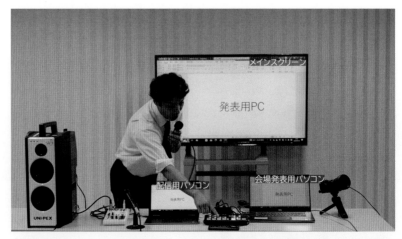

③配信用パソコンに送られる映像は，会場発表用パソコンの映像とカメラの映像があり，それ
　らをビデオスイッチャーで切り替えます。

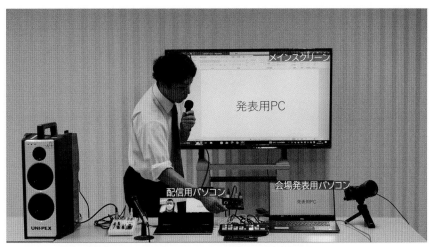

④オンライン参加者が発表する場合は，HDMI切替器を使って配信用パソコンの映像をメインスクリーンに映します。

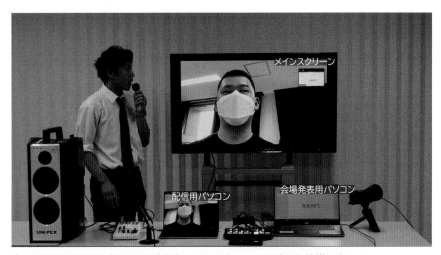

⑤切り替えて配信用パソコンの映像をメインスクリーンに映した状態です。

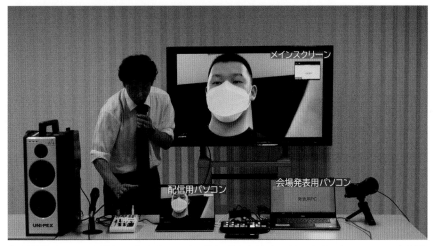

⑥配信用パソコンに流れてくるオンライン参加者の声はオーディオインターフェースを経由して会場スピーカーから出てきます。

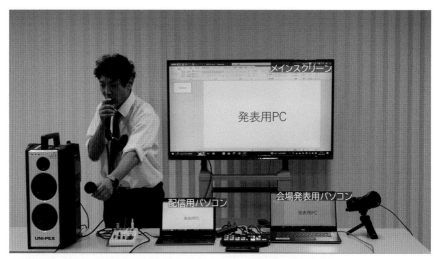

⑦会場のマイクの音声はオーディオインターフェースを経由して会場スピーカーから出てきます。同時に配信用パソコンを経由してオンライン参加者にも届きます。

オンライン学会を自前でできれば費用は10分の1??

　大規模な学会はさておき，小規模な学会でも自前で行うのはなかなかハードルが高いですね。通常は業者に依頼して開催することでしょう。

　業者に依頼した場合，どのようなものに費用が必要かざっと挙げてみると，ビジュアル機器の提供および設置費用，ライブストリーミングや録画，配信サービスの費用，技術スタッフおよび運営スタッフの費用などがあがります。最終的な費用は，具体的な要件，予算，地域によって大きく異なるため一概にはいえませんが，小規模な会場であっても数十万の費用は必要だと考えられます。

　一方で，機材のレンタルだけであればその費用はかなり抑えられます。第5章レベル4の方法をレンタル機材で済ますことができれば，おそらくレンタルの費用は数万円で済んでしまうと思います。レンタル機材で，自前で実施できれば，業者にすべて依頼する場合に比べると，費用は10分の1程度に抑えることができるかも知れません。もちろん技術的に難しくはありますが，予算に限りがあって企画自体を断念せざるを得ない場合があれば，レンタル機材でできることをやってみる，というのは1つの選択かもしれません。

第 **6** 章

YouTube を使って
授業や演習を
ライブ配信する

第1章で作成した動画教材を YouTube で配信してみよう！

　ここまではデジタルツールの使い方として，主に Web 会議システムに関する内容を紹介してきました。この章では内容をがらりと変えて YouTube を用いたライブ配信について解説をしていきます。Web 会議システムは基本的には双方向のコミュニケーションを前提としています。一方で，**ライブ配信は主として，配信者から視聴者へ向けた「一方向のコミュニケーション」**ということになります。一方向コミュニケーションということで，Web 会議システムと比較してコミュニケーションに制限がある部分もありますが，ライブ配信だからこそ期待できる学習効果が存在します。ことさら**看護教育においては，表情や手技などを精細な映像で届けることができる**という点で，その有用性は Web 会議システムにまったく引けをとりません。Web 会議システムとライブ配信の違いにふれながら，以下に詳しく説明します。

ライブ配信が Web 会議システム利用より効果が高いわけ

　Web 会議システムの場合は音声や映像のタイムラグがほとんどありません。つまり，発言者の声は発生した瞬間からほとんど遅れることなく，スピーカーから出力されます。映像も，カメラの前で動けば，その様子は瞬時に相手のモニターに映し出されます。この点は普段の「会話」と同じです。ところが，**ライブ配信の場合は音声と映像にタイムラグが生じます**（配信設定によりますが）。つまり，スピーカーに入力された声，カメラに入力された映像は，少し遅れて（数秒から数十秒程度）配信されることになります。これは，配信するデータを一時的に溜めておく「バッファ」という機能が働くからです。

　データ通信は流量変化の大きい川みたいなもので，流れるデータ量は常に変化しています。Web 会議システムの場合，使用するデータ量は実はそれほど多くなく，多少データの流量が変化しても影響を受けません。ところが，ライブ配信の場合はデータの流量が下がると直接その影響を受けて，音質と画質が低下してしまいます。それを避けるために，ある程度データを溜めこんで安定的に配信するわけです。これがバッファの働きです。言い換えると，**ライブ配信では Web 会議システムよりも多くのデータを用いて音と映像を配信するので，Web 会議システムに比べ，映像と音声が滑らかで質がよいものになります。**細かいところはさておき，通信環境さえ整っていれば，質のよい映像と音声を配信できるため，**教員の身振り手振りなどのパフォーマンスに臨場感が生まれ，参加している学生はより映像に没頭し，集中力を持続させる効果があります。**

看護教育でライブ配信を使うこれだけのメリット

　このように，通常の授業においてもライブ配信には「学生の集中力を持続させる」という効果があります。特に看護教育には，ライブ配信を使う場面としては，**教員や学生の表情を観察する場面や手技を見せる場面など，身体の動きを伴う活動を表現してみせる場面において非常に有効です。**例えば，コミュニケーション

に関する演習科目を実施するとします。看護におけるコミュニケーションでは表情の観察が非常に重要となりますが，ミラーレス一眼カメラを使ったライブ配信では，画像が鮮明であるため細かな表情の変化を読み取ることができます。この**細かな表情の読み取りが円滑なコミュニケーションにつながること**は，この本を手に取った方には納得していただけるでしょう。また，採血の演習をオンラインで配信する場面を想像してください。**採血時の観察においては，血管の走行，皮膚の状態，採血針の針先などを非常に細かく見る必要があります**。こういった場合においても，性能の高い機材を用いてライブ配信を行うことが，教育効果を高めます。また「ライブ感」も重要です。

　オンデマンド教材と対比します。オンデマンド教材を作成する際は，通常「間違い」の部分を削除して教材を完成させます。つまりオンデマンド教材は「作り物」であるということです。一方でライブ配信はそうはいきません。当然，うまく説明できなかったり，失敗を見せてしまったりすることもあるでしょう。「失敗はないほうがいいのでは？」と思われるかもしれません。ですがわれわれは，当たり前ですが「ライブ」で生きています。ですから，**失敗を伴うライブ配信だからこそ，そこに「リアル」が存在し，学生の心に響く部分がある**と思います。科学的ではないかもしれませんが，こうした主観的で，感情的になれるライブ配信は看護学教育にとても合っているように思います。

　ライブ配信の場合は**視聴者側の学生にとって，操作が簡単**というメリットもあります。Web 会議システムは双方向コミュニケーションを想定している関係で，参加の際に最低限のセッティングが必要です。カメラの設定，マイクやスピーカーの設定などです。その点ライブ配信を視聴する場合は，ライブ配信のリンクをクリックするだけで視聴を開始することができます。特に設定は不要です。実はこうした**準備段階の負荷が下がることも，教育効果を上げる作用があります**。思考に負荷がかからないことで，授業の本題に集中できるからです。

　なお，配信に用いるソフトウェアはいろいろありますが，**YouTube をお勧めする**のは以下のような理由からです。YouTube はソフトウェアというよりは Web サイトですが，使い方がとても簡単で，**YouTube が示す表示に従って操作を進めると，それほど迷うことなく配信までできる**と思います。また，YouTube は認知度も非常に高く，誰でも一度は視聴したことがあるのではないでしょうか。**視聴するための操作も極めて簡単で，ライブ配信のリンクさえ正しく送ることができれば，誰でも問題なく視聴ができる**でしょう。

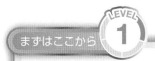

スマートフォンを使って，手軽に簡単にさくっと授業を配信しよう！
——「保健統計学」を題材に，全身を映して講師の細かい訴えを可視化する

　ライブ配信の意義は先述の通り，**よい音質で，よい画質で，臨場感のある授業を配信する**ことです。「ライブ配信」という形式をとるだけでも，Web会議システムを使ってスライドを画面共有しながら行う授業に比べると，随分と躍動感が増し，学生の**ワクワク感は増す**と思います。しかし一方で，ライブ配信にはとてもハードルが高く感じるかもしれません。「カメラはどうするの？　マイクはどうするの？　パソコンの設定はどうするの？」など，初めての方には疑問は尽きないかもしれません。ただ，**映像と音声を配信するだけであれば，実はスマホ1台でこと足ります**。最近のスマホはカメラ，マイクの性能が高く，かなり質の良い映像と音声を撮ることができます。なので，まずはうまくスマホを設置できれば，あとは少し操作を行って配信を開始し，スマホの前でいつもの授業を行うだけで実施ができます。

　ライブ配信の効果について今一度触れておきます。**ライブ配信の効果は「ライブ感」や「臨場感」であり，演者(教員)の気持ちを伝えやすいこと**です。私は自分の現場経験をふまえて，自分が当時感じたこと，考えたことを言葉に込めて話すのですが，非常にこれが響くようです。私は自分の経験を一所懸命伝えたいので，カメラの前に立って全身を使って話をします。なかには泣きながら話を聞く学生もいるのですが，これほどの感情を伝えることは，Web会議システムではなかなかできないと思います。

　なお，スマホでライブ配信を行うには，以下の要件を満たしている必要があります。

　①チャンネル登録者数が50人以上である，②過去90日以内にチャンネルにライブ配信に関する制限が適用されていない，③チャンネルを確認している，④ライブ配信を有効にしている(最初のライブ配信が開始できるまで24時間かかる場合がある)，⑤Android 5.0以降のデバイス。

　詳細はYouTubeのヘルプページをご覧ください。

こんな効果が期待できる

　講師の姿を生で映すことによって，スライドや録画と違った細かい訴えを可視化させ，それにより学生の興味をより引き出せる。

使用するツール

教員側：スマホ，三脚などスマホを固定するもの
学生側：スマホやパソコンなどYouTubeを視聴できるデバイス

スマホを使ってライブ配信

VIDEO
18

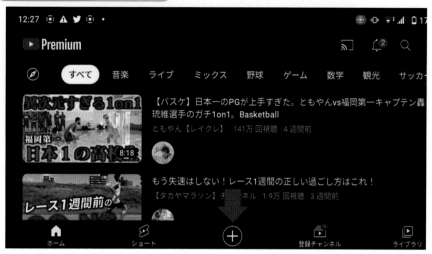

①スマホを使い，Google アカウントでログインした状態で YouTube を開き，＋ボタン（赤矢印）をタップします。

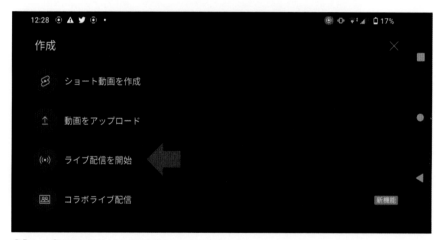

②「ライブ配信を開始」（赤矢印）をタップします。

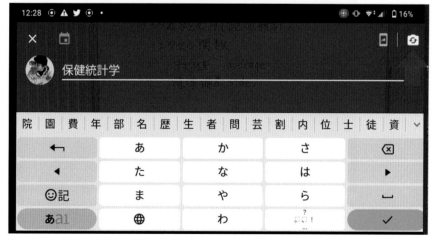

③スマホのカメラが自動で起動します。インカメラとアウトカメラは右上のカメラボタン（赤矢印）で切り替えます。ライブ配信のタイトルを入力します。

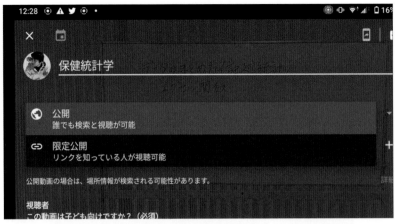

④ライブ配信を誰でも検索と視聴ができる「公開」の設定か，リンクを知っている人だけが視聴できる「限定公開」の設定のいずれかを選択します。その他，必要な設定を行い，ページの一番下にある「次へ」をタップします。

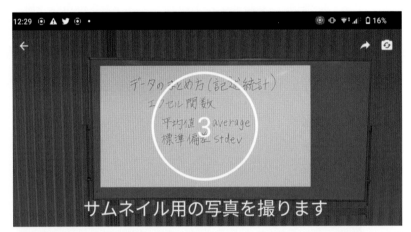

⑤サムネイル用の写真撮影が始まります。この写真は撮り直したり，事前に撮っておいた写真をアップロードしたりすることもできます。

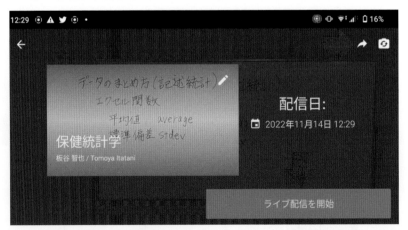

⑥「ライブ配信を開始」（赤矢印）のボタンをタップするとライブ配信が開始されます。動画ではカメラを横向きにしてライブ配信を行っていますが，縦向きで配信する場合は，カメラを縦向きにした状態でライブ配信を開始する必要があります。
　ライブ配信への参加者の招待ですが，右上にある矢印ボタン（赤矢印）をタップします。

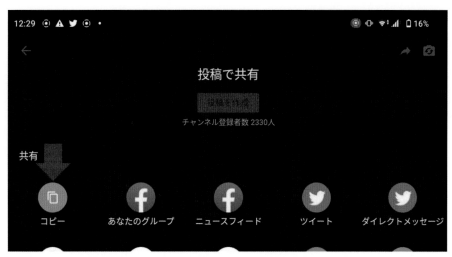

⑦「投稿で共有」の画面が表示されます。左の「コピー」(赤矢印)をクリックするとライブ配信のリンクがクリップボードにコピーされます。その他にもFacebookなどのSNSを使ってリンクを配布する方法も選択できます。

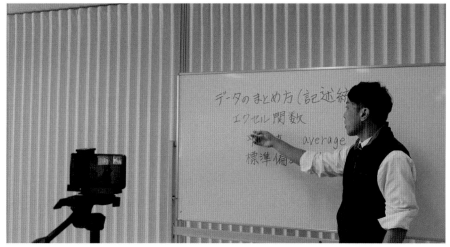

⑧ライブ配信が開始できたら，スマホを三脚などに固定して，その前に立って授業を開始します。終了する場合は「ライブ配信を終了」のボタンをタップして終了します。

とにかく簡単！ スマホを使ったライブ配信

　初めてライブ配信を行う場合はスマホを使うことをお勧めします。このあと，レベル2以降でミラーレス一眼カメラを使った高画質の話をしますので，「言っていることが違うじゃないか！」とおしかりを受けそうではありますが……。理由はとにかく簡単に配信ができるからです。一眼レフなどの外部カメラやマイクを使った配信を行う場合，それに伴って三脚やマイクスタンド，ケーブル類，それにパソコンが必要です。また，機器だけでなくインターネットに接続するためのWi-Fiなども必要になってきます。どれだけシンプルに配信しようと思っても，それなりの数の機材が必要になってきます。ところが，スマホはそれらすべてを1台でこなしてしまうのです。本当に最近のスマホは恐るべき性能を持っています。

　ライブ配信は映像と音声が肝心なので，その点についてスマホでの配信を心配する方もいるかもしれません。ですが心配には及びません。少なくともカメラの性能については，授業をライブ配信することに関する問題がありません。映画を撮影するわけではないので，授業を配信するにはスマホの内蔵カメラで十分にきれいな映像を送ることができます。音声についてもスマホだからものすごく音質が落ちるというわけではないです。むしろ，スマホのスピーカーに依存するというより，環境がより影響します。音の発生源，つまり喋っている教員とマイク(スマホ)の距離が2倍になると，音の力は2の2乗必要になります。それだけマイクの感度を高める必要があり，一緒に雑音を拾ってしまうのです。また，コンクリートで反響の大きい部屋だと音質は下がりやすいです。それらの対処としては，音源(教員)とマイクを近づける，つまりマイクを使うことです。収録する機器がスマホであっても，スマホにマイクを接続すると音質が向上します。

　他にもWi-Fiがなくても配信ができる(データ通信料がかかりますが)，配信時の操作も比較的簡単などのメリットがあります。驚くほど簡単に配信ができますので，ぜひ一度試してみてください。

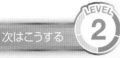

外部カメラ，外部マイクによる高品質な音と映像を配信して，学生の心をつかもう！
──「保健統計学」を題材に，映像と音声の高品質化で見取り聞き取りできる情報量がアップ

　スマホだけでもかなり質の高い映像，音声を配信できますが，Webカメラなどの外部カメラや，コンデンサーマイクなどの外部マイクをパソコンに接続しライブ配信をすると，より配信方法の幅が広がります。Webカメラであれば授業の内容に合せてカメラ自体を替えることができますので，広角レンズのカメラを選んだり，高画質のカメラを選んだりと選択することができます。もちろん，マイクもさまざまな種類から選択ができますし，音質は通常スマートフォンの内蔵マイクよりも良質だと思います。そもそも，通常スマートフォンは個人の持ち物である場合が多いでしょうから，**教育機関の備品を使用するのであれば外部カメラ，外部マイクを使ってパソコンから配信するのが一般的な方法**になるでしょう。

　カメラに関してはミラーレス一眼カメラなどの高解像度のデジタルカメラを使用すると，画質が格段に向上します。音声も単一指向性のコンデンサーマイクやダイナミックマイクを使用することで，クリアで聞きやすい音声を配信することができます。**映像と音声の質が良いと，学生も集中力を持続させやすくなります。**特に音質に関しては，あまり質のよくない音声の場合は長時間の視聴ができないという研究報告もあります。まずはしっかりとした音質のマイクを準備することをお勧めします。手間はかかりますが，良質な映像と音声を届ける準備をすることで，オンライン授業の質も向上します。私自身の経験としても，コンデンサーマイクとミラーレス一眼カメラを使ったライブ配信は学生から大変好評です。

こんな効果が期待できる

　高画質の映像，高音質の音声を配信することで，学生の集中力と視聴維持率を高めることができる。

使用するツール

教員側：パソコン，外部カメラ［Webカメラまたはデジタルカメラなど（デジタルカメラをパソコンに接続する場合はビデオカードキャプチャーボードが必要）］，外部マイク［コンデンサーマイクやダイナミックマイク（ダイナミックマイクを接続する場合はオーディオインターフェースが必要になることがある）］

学生側：スマホやパソコンなどYouTubeを閲覧できるデバイス

パソコンと外部カメラ，外部マイクを使ってライブ配信

VIDEO
19

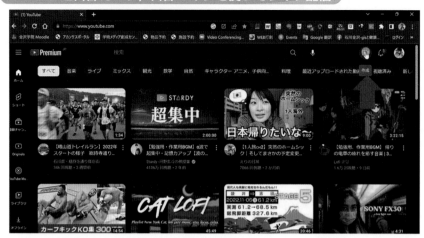

①ブラウザで Google アカウントにログインした状態で YouTube を開きます。右上の「作成」のボタン（赤矢印）をクリックします。

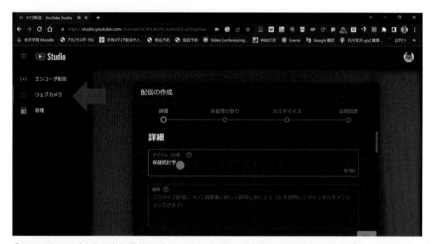

②Web カメラ（赤矢印）を選択します。タイトルなど必要な事項を入力して「次へ」をクリックします。

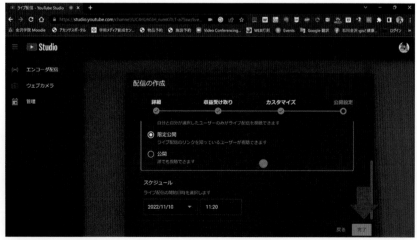

③公開設定とライブ配信日時を設定して「完了」（赤矢印）をクリックします。設定したものと実際のライブ配信日時が異なっていても問題はありません。

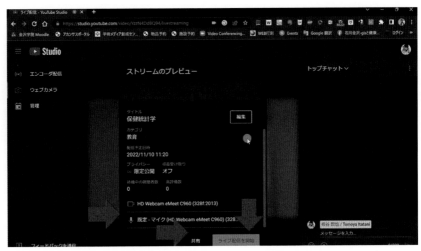

④ストリームのプレビュー画面が開きます。接続されているカメラやマイクが一覧で表示されるので、使用したいデバイスを選択します。「ライブ配信を開始」をクリックするとライブ配信が開始されます。「共有」（赤矢印）のボタンをクリックすると「ライブ配信の共有」の画面が出てきます。

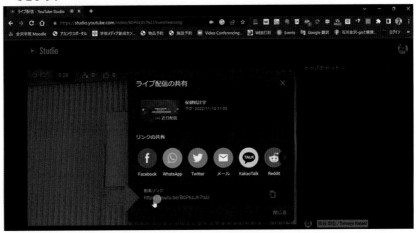

⑤「動画リンク」（赤矢印）からライブ配信にアクセスができますので、このリンクを視聴してもらいたい学生に配布します。

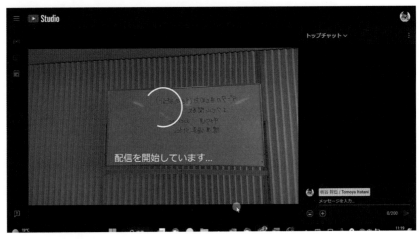

⑥ライブ配信が開始されます。

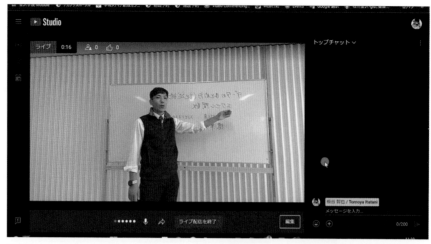

⑦パソコンの画面では画面が反転していますが，配信時には反転せずに映像が送られます。

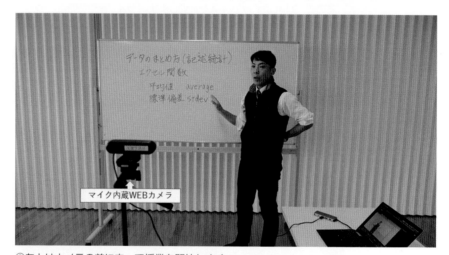

⑧あとはカメラの前に立って授業を開始します。

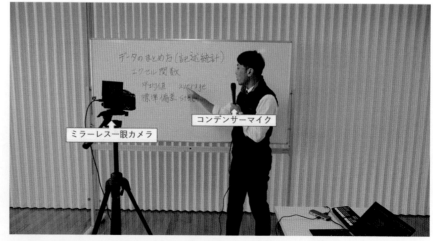

⑨一眼レフなどの高解像度のカメラや高音質のコンデンサーマイクなどを使用することもできます。一眼レフなどのデジタルカメラを接続するときは，別途，ビデオキャプチャーボードが必要になります。ダイナミックマイクを使用する場合は，オーディオインターフェースが必要になります。

一眼レフやダイナミックマイクを使用する場合に必要な機材の例

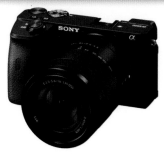

SONY：α 6600 ミラーレス一眼カメラ
ミラーレス一眼カメラ。Web カメラに比べて高解像度なため美しい映像を撮ることができます。レンズ交換式なので広角レンズや望遠レンズを切り替えて使うことができます。オートフォーカス機能もあります。Web カメラに比べるとかなり高額です。

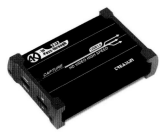

TreasLin：USB3.0 HDMI ビデオキャプチャーボード
Web カメラは USB 接続で利用可能ですが，ミラーレス一眼などのカメラを使用する場合は「ビデオキャプチャーボード」が必要になります。カメラとパソコンの間にビデオキャプチャーボードを挟むような形でケーブル接続をすると，カメラをWebカメラと同じように使用することができます。

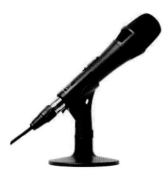

マランツ：M4U コンデンサーマイク
コンデンサーマイクは USB でパソコンに接続できるマイクです。USB 端子でパソコンに差し込むだけで使用できるため簡単に使用できます。Web カメラやパソコンに内蔵されているマイクに比べると，より良い音質を期待することができます。収音は単一指向性なので，マイクに向かって話さないとうまく音を拾いません。

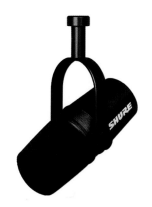

SHURE：MV7 ダイナミックマイク
コンデンサーマイクとよく似ていますが，ダイナミックマイクを使用する場合は通常「オーディオインターフェース」が必要になります。コンデンサーマイクに比べてダイナミックマイクは音声がより高品質だと言われています。

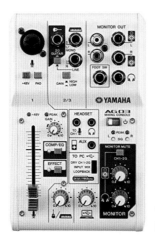

YAMAHA：AG03 オーディオインターフェース（5章LEVEL 2，4参照）

TIPS ガジェット沼に気をつけよう

　レベル1ではスマホを使ったライブ配信を紹介しました。スマホでも授業を行う分には十分な映像と音声の質を担保できます。一方で，ミラーレス一眼カメラやダイナミックマイクは，さすがに専用機器だけあって高い性能を誇ります。私自身，初めて一眼レフのカメラで動画や写真を撮ったときに，その美しさに大変驚きました。ただし，もしこれを読んでいるあなたが，音声や映像の質にこだわってライブ配信をしたいタイプの人であれば，「沼」に注意したほうがよいでしょう。

　カメラやマイクはさまざまな製品が販売されています。また，その使い方についてもインターネット上でたくさん紹介されています。音声や映像にこだわる人は，ついついさまざまな方法を検索し，いくつもの機材に手を出してしまいがちです。もちろん，質の高い映像と音声を授業に生かすのは素晴らしいことです。ただ，必要以上に時間やお金，エネルギーを費やしてしまう状況は避けたいものです。私自身も一定の自制心をもって取り組んでいきたいと思います。

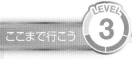

ちょっと変わった配信方法！ 「Zoom を使った対話」を ライブ配信しよう！
——「市民公開講座」を題材に，「Zoom での打ち合わせの様子」配信で 会議をトークショー化

ここでは Zoom を使って対話する様子を YouTube でライブ配信する方法について説明します。この用途について少しふれておきます。これまで，Web 会議システムとライブ配信の方法を説明していきました。それぞれに特徴があり，Web 会議システムは「会議システム」ですから，対話をすることを想定したアプリケーションです。一方でライブ配信は基本的に配信者が視聴者に向かって，一方的に情報を発信する方式になっています。**ライブ配信ではさまざまなコンテンツを放送**しますが，出演者の対話を流したい場合もあります。いわゆるパネルディスカッション形式のものです。よりなじみのある言葉で言えば「トークショー」と言ってもいいかもしれません。YouTube などの動画サイトをみても，この形式は人気のコンテンツのようです。

一方で，最近は感染対策の観点から現地に集まらずに，Web 会議システムを用いて対話をすることがあります。これをトークショーとしてライブ配信したい場合にはどうするか？　もちろん，Zoom などの **Web 会議システムを用いて出演者がトークを繰り広げながら，視聴者も同じ Web 会議システムに入って視聴する**のが方法としてはシンプルです。しかし，Web 会議システムの場合，視聴者として参加するのも少し手間がかかります。雑音が入らないようにマイクの設定を確認したり，カメラのオンオフを確認するなどです。またあくまで「視聴者」として参加したい場合でも，Web 会議システムで参加すると，あたかも当事者として参加する感覚があり，そこに抵抗を感じる人もいます。ウェビナー形式になっていない場合はなおさらかもしれません。

一方でライブ配信にする場合はこれらの問題は解決できます。参加者は視聴するだけですから，カメラやマイクの設定は不要です。パソコンの音量を聞きやすい値に設定するだけです。視聴者のマイクが突然 ON になって雑音が入ることもありませんので，**コンテンツを配信する側も安心感があります**。また，YouTube でライブ配信を予定する場合，配信の情報を YouTube サイトに書き込むことができ，サムネイルを置くこともできます。参加の案内は招待用の URL を配布するだけなので簡単です。こうした点でライブ配信には事前の情報発信がやりやすいというメリットもあります。

ここで紹介する方法は，通常の授業と言うよりも課外活動やセミナーなどで活用するとよいでしょう。

こんな効果が期待できる

- 遠隔地にいる人を集めてトークショーを展開でき，ライブ配信することができる。
- Zoom を使った会議などに比べ，ライブ配信は気軽に視聴ができる。

使用するツール

教員側：Web 会議システムを使用できるパソコン，必要に応じてカメラやマイクなど

学生側：スマホやパソコンなど YouTube を視聴できるデバイス

Zoom ミーティングを YouTube でライブ配信する方法

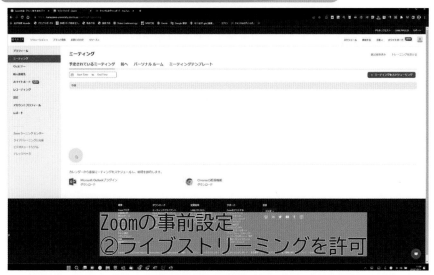

①ライブストリーミングを許可するなど，Zoom の事前設定を行っておきます。

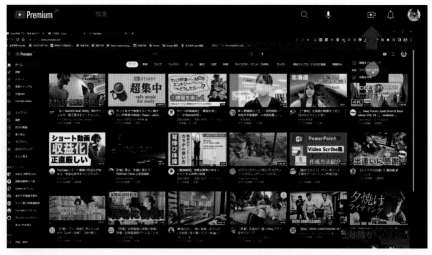

②ブラウザで Google にログインした状態で YouTube を開き，右上の「作成」（赤矢印）のボタンをクリックします。

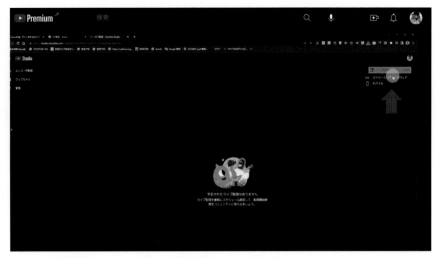

③「ライブ配信をストリーム設定」（赤矢印）をクリックします。

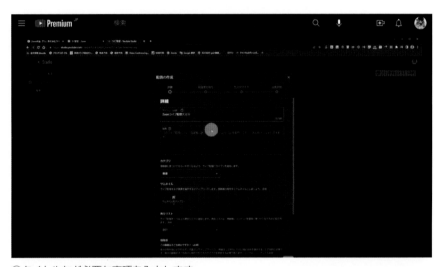

④タイトルなど必要な事項を入力します。

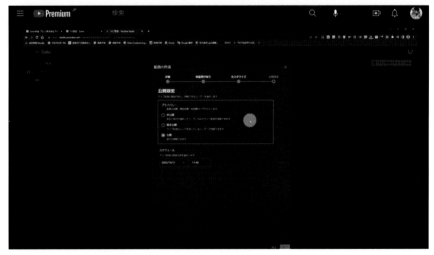

⑤公開範囲やライブ配信を行う日時を設定したら「次へ」をクリックします。

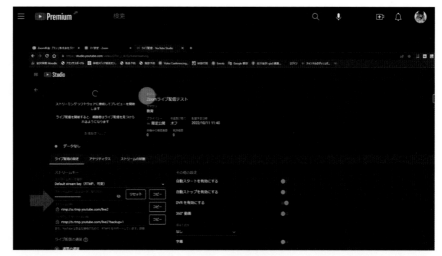

⑥ストリームキーやストリーム URL があることを確認します。これらはのちほど Zoom を設定する際に必要になります。

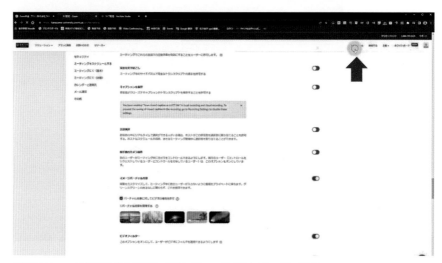

⑦次に Zoom の設定を行います。「スケジュール」をクリックします。

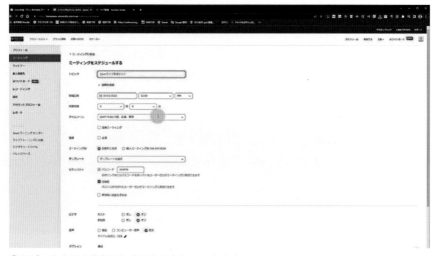

⑧トピックやその他必要な事項を入力していきます。

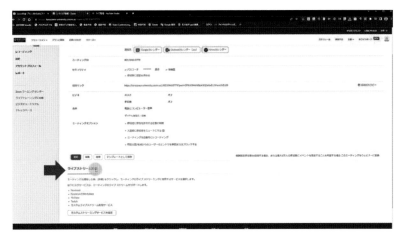

⑨設定画面の下のほうにある「ライブストリーム配信」（赤矢印）をクリックします。
注）この設定が表示されない場合は Zoom ミーティングを開始後に⑩の設定を行います。

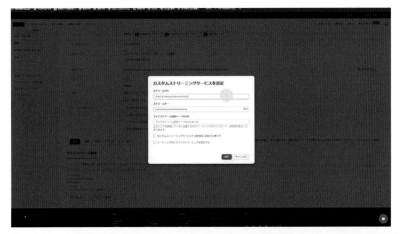

⑩ストリーム URL やストリームキーを入力する画面が現れるので，YouTube の設定画面からコ
ピーして入力します。「ライブストリーム配信ページの URL」の部分には，YouTube ライブ配信
のリンクを入力します。

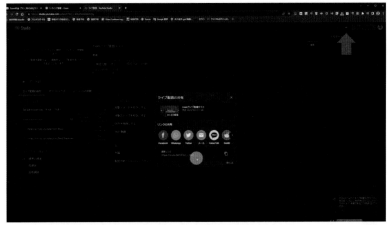

⑪YouTube ライブ配信のリンクは，YouTube の画面の右上にある矢印ボタン（赤矢印）をクリック
すると確認することができます「ライブ配信の共有」の画面から「動画のリンク」をコピーし
Zoom の設定画面で貼り付けます。

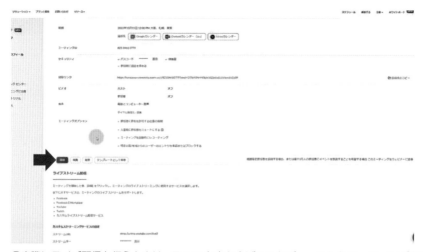

⑫実際にライブ配信を行うときは，Zoom を立ち上げてスケジュールしたミーティングを開始します。

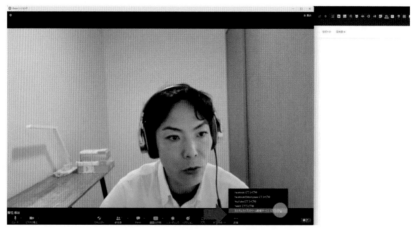

⑬Zoom ミーティングが開始したら，下のほうにある「…」をクリックし，「カスタムライブストリーム配信にてライブ中」をクリックします。

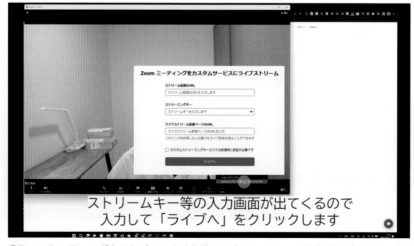

⑭Zoom ミーティングをスケジュールする際にストリームキーの設定画面が出なかった場合は，ここで入力を行います。

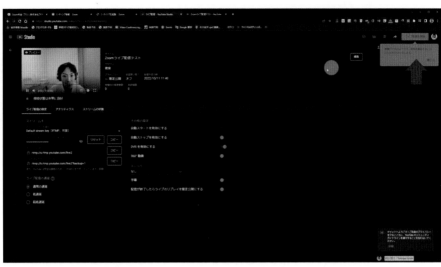

⑮YouTube の設定画面を開くと，Zoom から映像が送られてきます。YouTube 側で Zoom の映像を受信すると「準備ができました」と表示され，「ライブ配信を開始」のボタンをクリックすることができます。これをクリックしてライブ配信を開始します。

　終了する場合，まず YouTube のライブ配信を終了させ，次に Zoom ミーティングを終了します。

Zoom ミーティングをライブ配信するさまざまなメリット

　Zoom 会議は通常，限られた参加者に対して行われますが，YouTube でのライブ配信により，より広範な視聴者と情報やプレゼンテーションを共有することができます。YouTube は世界中で利用されており，参加者の地理的な制約なく，より多くの人々にアクセスしてもらえます。また，YouTube のライブチャット機能を活用することで，視聴者とのインタラクティブなコミュニケーションが可能です。質問やコメントにリアルタイムに応答することで，参加者との対話を促し，参加者がより関与した体験を提供できます。YouTube でのライブ配信は，自動的に保存され，アーカイブとして残るため，後から視聴することができます。これにより，ライブ配信を見逃した人や，再度参照したい人がいつでもアクセスできるようになります。また，配信の記録を活用することで，情報の共有や参照のための資料としても利用できます。YouTube は大きなプラットフォームであり，ライブ配信を活用することで，教育現場での活用に限らず，自己や自分のブランド，ビジネス，イベントを告知したり，マーケティングの手段として活用することができます。YouTube の検索機能や共有機能を活用することで，より多くの人々にアクセスしてもらえます。

　Zoom 会議の録画を YouTube でライブ配信することにより，高品質な映像や音声を提供することができます。YouTube は，ビデオエンコーディングとストリーミングのための最適化されたインフラストラクチャーをもっているため，参加者はスムーズな視聴体験を得ることができます。これらのメリットにより，Zoom 会議を YouTube でライブ配信することは，より多くの人々にアクセスし，インタラクティブなコミュニケーションを促進し，情報の記録と共有，プロモーションの機会を提供し，高品質な視聴体験を実現することができます。

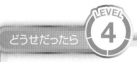

Open Broadcaster Software(OBS)を使って，授業をライブ配信しよう！
——「保健統計学」のスライドを題材に，配信テクニックの活用で授業がみるみるダイナミックに

　ここで紹介する**OBS は，映像を合成し配信するためのソフトウェアです。**OBSでは「シーン」や「ソース」など聞き慣れない言葉が表示されるため，最初は戸惑うかもしれませんが，使い方に慣れてしまえば簡単で，慣れるのにもそれほど時間はかかりません。**OBS を活用することでワイプ，映像の切り替え，音声の切り替え，テロップなどさまざまなテクニックを駆使することが可能です。**OBS を使えれば，オンライン授業に工夫を加えることができ，視聴している学生を飽きさせません。習得するのは少し大変かも知れませんが，チャレンジする価値はあると思います。OBS を使ったことがない方は，まずは次頁の動画を視聴し，OBS がどのようなツールなのかを確認してみましょう。

　OBS を使うメリットについては以下の通りです。

簡単な操作：OBS は，直感的なインターフェースをもっており，初心者でも使いやすいです。使い方を覚えるのも難しくありません。
オンラインで映像を共有：OBS を使えば，自分のパソコン上でつくった動画などをインターネット上で共有することができます。例えば，YouTube でライブ配信したり，録画した映像を後からアップロードしたりできます。
さまざまな要素を追加：OBS では，カメラ映像や画像，テキストなど，さまざまな要素を動画に追加することができます。自分の顔や声をカメラで映しながら，同時に画面上にテキストやイラストを表示することもできます。
品質の調整：OBS では，映像や音声の品質を自由に調整することができます。映像の解像度やフレームレート，音声のビットレートなどを設定して，高品質な映像を作成することができます。
コミュニティーとサポート：OBS は広く使われており，多くのユーザーコミュニティーが存在します。もし問題があったり質問があったりした場合は，コミュニティーやオンラインフォーラムで助けを求めることができます。

こんな効果が期待できる

　動画作成やライブ配信において，複数の映像を組み合わせたり，テロップを挿入できるため自由度の高いコンテンツを作成することができる。より工夫を凝らすことができ，質の高い授業教材を作成することができる。

教員側：パソコン，Web カメラまたはビデオカメラやデジタルカメラ，マイク
　　　　セット，PowerPoint など講義で提示する教材，OBS Studio（OBS Proj-
　　　　ect，ソフトウェア）
学生側：スマホやパソコンなど YouTube を視聴できるデバイス

OBS を使ってライブ配信

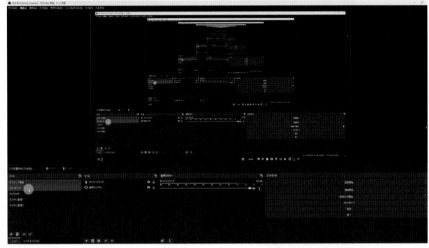

①OBS Studio を開いた画面。ここでパソコン内部に保存されている PowerPoint の映像やパ
　ソコンに接続された外部カメラの映像を配置したり，外部マイクの音声を調整したりしま
　す。また，YouTube に映像と音声を送信する設定も OBS で行います。

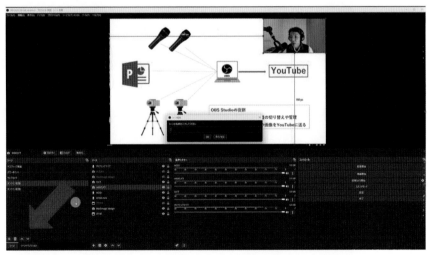

②まずはシーンを作成するため，左下のシーンの下部にある「＋」（赤矢印）ボタンをクリックし
　ます。シーンの名前を入力して OK ボタンをクリックします。

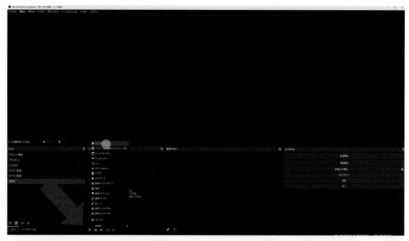

③作成したシーンに「ソース」を配置します。ソースとは映像や音声をパソコンに入力する Web カメラなどの機器や，PowerPoint のスライドなどのパソコン上で開いている画面などのことです。主に使用するソースは映像キャプチャデバイス，音声入力キャプチャ，ウインドキャプチャ，画面キャプチャなどです。

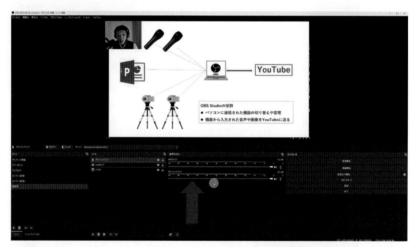

④音声が正しく入力されているかどうかをインジケーターで確認できます。

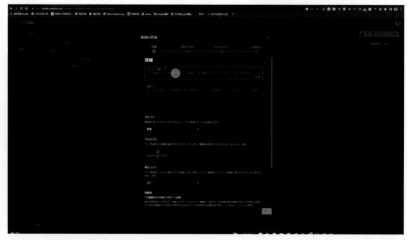

⑤YouTube にアクセスしてライブ配信のスケジュールを設定します。

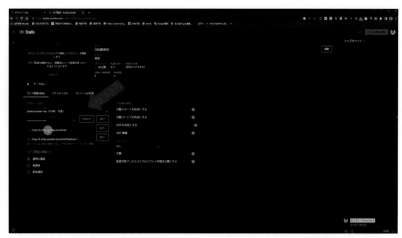

⑥スケジュールの管理の画面で「ストリームキー」と「ストリーム URL」をコピーします。ストリーム URL はライブ配信を行うサイトの URL（ここでは YouTube）で，ストリームキーはその中でも配信者がライブ配信に使う場所を示しています。

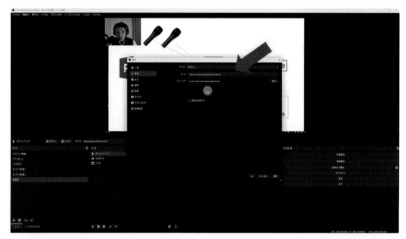

⑦OBS を開き「設定」→「配信」と進み，YouTube でコピーしたストリームキーとストリーム URL を貼り付けます。

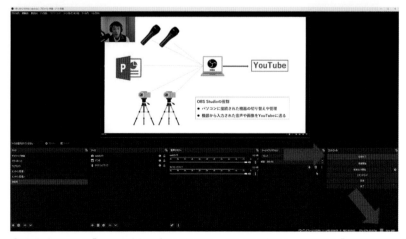

⑧準備ができたら「配信開始」のボタンをクリックします（クリックすると「配信終了」のボタンに変わる）。問題なくデータの送信が開始されると，右下に緑色のインジケーターが点灯します。

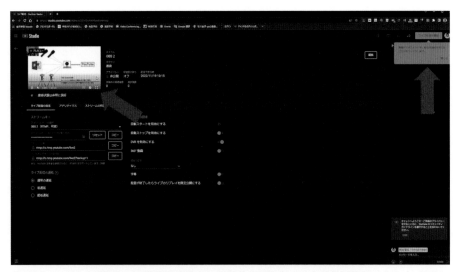

⑨YouTubeのライブ配信の管理画面を開くとOBSから送られてきた映像が確認できます。映像に問題がなければ画面右上の「ライブ配信を開始」のボタンをクリックします。

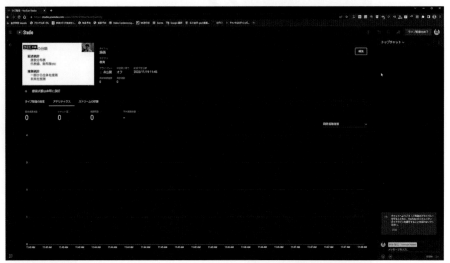

⑩ライブ配信が開始されると視聴者の数を確認できます。終了する時は「ライブ配信を終了する」のボタンをクリックし，OBS側でも配信を終了します。

OBS の価値を高めるのは教員の技量？

　OBS は大変有用なツールです。しかし，それ単体で教育効果が高まるわけではありません。「どのように使うか？」が重要になってきます。教員が OBS を使用して教育効果を高めるためには，以下の具体的な手順やアプローチが役立つでしょう。

視覚的な教材の活用：OBS を使って，授業で使用する教材や資料を視覚的に魅力的に表示しましょう。画面共有や画像・ビデオの挿入，プレゼンテーション資料のデザインなどを工夫し，生徒がより理解しやすい視覚的な教材を提供します。

インタラクティブな要素の追加：OBS を利用して，テキストやイラスト，図表などの要素を追加しましょう。学生が授業に参加しやすくなるように，アクティビティやクイズ，投票などのインタラクティブな要素を組み込むことも効果的です。

リアルタイムのコミュニケーション：OBS のチャット機能やコメント機能を活用して，学生とリアルタイムでコミュニケーションを取りましょう。質問や意見に対応し，学生の参加を促すことで，より活発な学習環境をつくり出せます。

プレゼンテーションの工夫：OBS を使って，シーン切り替えやトランジションエフェクトを活用して，授業の進行をスムーズにしましょう。教材の切り替えや画面共有の切り替えを適切なタイミングで行うことで，学生の注意を引き続けることができます。

視聴体験の向上：OBS の設定で，映像と音声の品質を最適化しましょう。適切な解像度，フレームレート，マイクの設定などを行い，学生が快適な視聴体験を得られるようにします。

授業の録画とアーカイブ：OBS を使用して授業を録画し，後でアーカイブとして学生に提供しましょう。欠席した学生や復習を希望する学生が授業内容を確認できるようになります。

　これらの手順やアプローチは，OBS を活用して教育効果を高めるための具体的な方法です。しかし，重要なのは教員の創造性と教育目標に合わせたカスタマイズです。教員は自身の授業スタイルや学生のニーズに合わせて，OBS を活用する方法を見つけることが重要です。また，教員自身が OBS の使い方や機能に熟練することも重要です。定期的な練習やトレーニングを通じて，OBS を効果的に活用するスキルを磨くことが求められます。

第 7 章

トラブルシューティング

　まず基本的なこととして，扱うデジタルツールの数が増えるにつれて，トラブルも増加する傾向にあります。また，トラブルが起きた際，使用中のツールのどこにトラブルが起きているのか，ツールの数が多いほど発見に時間がかかります。デジタルツールは教育効果を高めますが，トラブルによって授業ができなくなってしまっては本末転倒です。このようなトラブルを最小限に抑えるためには，デジタルツールの選択は慎重に行い，まずは限られたツールから慣れていくほうがよいかもしれません。以下に，トラブルを回避するための要素をいくつか挙げてみます。

　まず重要なのは，**安定性と信頼性**です。デジタルツールを選ぶ際には，そのツールが安定して動作し，信頼性のあるものであるかどうかを確認することが重要です。**購入前にデジタルツールの提供元の評判や口コミを調べるとよいでしょう。名の知れたポピュラーな販売元のツールはユーザー数が多く，やはり安心できるでしょう。**

　次に重要なのは，**ユーザーの多いツールを選ぶこと**です。ユーザーが多いツールはそれだけ情報がたくさんあります。ユーザーが多くインターネットなどで使い方が紹介されているもの，できれば動画付きのものを選ぶとよいでしょう。**ユーザーが多いツールはトラブル時の対応方法も書かれていたりしますから安心**です。

　それから，**ユーザーフレンドリーなインターフェース**が重要です。デジタルツールの使用の際に，取扱説明書を読みながら授業を進めるのは現実的ではありません。ツールのボタンやマークなどを見ただけで，なるべく**直感的に使えるツールを選ぶとよいでしょう。**ボタン類がたくさんあるものや，機能が多く付与されているものはそれだけ高機能かもしれませんが，実際に使いこなせるかを考慮する必要があります。**慣れていなければ，機能が絞られているほうが直面するトラブルは少なくなります。**

　最後に重要なのは，**バックアップ体制を十分に準備しておくこと**です。オンライン授業では，学生または教員がトラブルに直面することを100%避けることはできません。そのため，デジタルツールを使用する際には，**トラブルが起きた際のサポート要員を準備しておくと安心**です。まったくデジタルツールが**使用できない**という最悪な事態も想定して，別手段も用意しておいたほうがよいでしょう。

インターネット接続の問題

　インターネット接続が安定しているかどうかは，参加者とのコミュニケーションの品質を左右します。**安定した接続が確保されていれば，音声や映像の遅延や途切れが少なくなり，円滑なコミュニケーションが可能になります。**オンライン授業では，スライドやドキュメント，画面共有などのコンテンツの共有が重要ですから，接続が不安定だと，コンテンツのアップロードやダウンロードがスムーズに行われず，参加者のコンテンツ閲覧に影響が出ます。そうなると効率的な進行が妨げられ，途切れ途切れの情報しか受け取れず，参加者全員が同時にうまく

アクセスできず教育効果が大きく低下するでしょう。

トラブル インターネット接続が不安定で，
会議や授業中に頻繁に切断される。

解決方法

- Wi-Fi ルーターを再起動し，一時的な接続の問題を解消する。
- ルーターの近くで接続するか，有線接続を試してみる。
- インターネットサービスプロバイダーに問い合わせて接続の安定性を確認する。
- インターネットを使用している別のソフトウェア（ダウンロードやストリーミング）を一時的に停止する。

トラブル インターネット速度が遅く，音声や映像がカクカクする。

解決方法

- 接続されている他のデバイスでネットワーク速度を確認し，必要ならば接続数を減らす。
- ミーティング中にビデオをオフにし，音声のみにする。
- アプリの設定からビデオの品質を下げてみる。
- ネットワークの帯域幅を増やすために，一時的に他のデバイスの使用を停止する。

トラブル インターネット接続が完全に途切れ，再接続に時間がかかる。

解決方法

- ルーターの再起動を試してみる。
- インターネットサービスプロバイダーに問い合わせて，接続の安定性を確認する。
- インターネット接続用の別のネットワーク（モバイルデータや別の Wi-Fi ネットワーク）を使用してみる。

トラブル 接続は安定しているが，他の参加者からの音声が途切れる。

解決方法

- インターネットを使用している別のソフトウェア（ダウンロードやストリーミング）を一時的に停止する。
- イヤホンやヘッドセットを使用することで，音声の品質を向上させる。
- 他の参加者が音声の遅延を引き起こしている場合，参加者に一時的にビデオをオフにするように指示する。

映像や音声の問題

映像や音声が正常に機能しているかどうかは，参加者間のコミュニケーションの円滑さに直結します。映像が表示されず，音声が途切れる場合，情報の共有や

リアルタイムの対話が困難になります。そうならないために，映像や音声の確認を行うことで，スムーズなコミュニケーションを確保することができます。また，カメラを使用することで，参加者同士が顔を見てコミュニケーションすることができますが，顔の表情やジェスチャーを確認することで，相手の意図や感情をより正確に理解できます。音声も同様で，明瞭で聞き取りやすい音声は参加者の関与度を高め，より有意義なディスカッションや授業を可能にします。

オンライン会議や授業では，スライド，ドキュメント，画面共有などのコンテンツの共有が重要です。ビデオと音声が正常に機能していれば，コンテンツを共有し，参加者全員が視覚的および聴覚的にコンテンツを理解することができます。

対面と異なり，オンラインの場合は自分の映像と音声が正しく届いているか，自分自身で確認することができない場合があります。必要に応じて相手に映像や音声の確認を行うことで，問題がある場合に早期に気づくことができます。素早く適切な措置を取ることで問題を解決し，円滑な授業を続けることができます。

トラブル ビデオが正常に表示されない。

解決方法

- カメラが正しく接続されているか確認し，必要なら再接続する。
- カメラのドライバーが最新であることを確認する。
- Web 会議システムの設定でカメラが有効になっていることを確認する。
- 別のビデオ入力デバイス(Web カメラなど)を試してみる。

トラブル 音声が途切れる，遅延する，もしくは聞こえない。

解決方法

- マイクが正しく接続されているか確認し，必要なら再接続する。
- マイクの設定が正しいことを確認する。
- 音量設定が適切であることを確認し，必要に応じて調整する。
- マイクのデバイスドライバーを最新のものにする[デバイスドライバーとは，デジタル機器をパソコンで操作できるようにするためのソフトウェアです。インターネットで「○○(製品名)ドライバー」で検索すると最新のドライバーが見つかります]。
- 他のアプリケーションでマイクが使用中でないか確認し，必要なら解放する。

トラブル バックグラウンドノイズやエコーが発生する。

解決方法

- 静かな環境でマイクを使用する。
- ヘッドセットやイヤホンを使用することで，エコーを軽減する。
- アプリケーションやデバイスの音声キャンセリング機能を有効にする。
- ミーティングの参加者に，マイクをミュートにするように依頼する。

トラブル ビデオや音声の品質が低い。

解決方法

- インターネット接続の速度を確認し，必要に応じてアップグレードする。
- Web 会議システムの設定でビデオの品質を上げる。
- ネットワークの帯域幅を確保するために，他のデバイスやアプリケーションの使用を制限する。
- 必要であれば，ビデオをオフにすることで音声の品質を向上させる。デバイスの再起動を試す。

共有機能や画面共有の問題

オンライン授業では共有機能や画面共有を使用することで，スライド，ドキュメント，プレゼンテーション，ウェブページなどの**コンテンツを参加者全員と共有でき，これにより，視覚的な補完が提供され情報の共有と理解が向上します。**また，共有機能や画面共有を活用することで，ソフトウェアの実演やプロセスのデモンストレーションを行うことができますし，参加者はリアルタイムで操作を見ることができ，効果的な学習や意思疎通が促進されます。グループでの活動においては，共有機能や画面共有を使用することで，参加者は自身の作業やアイデアを共有し，他のメンバーからフィードバックを受けることができます。グループワークやブレインストーミングセッションなどで，チーム全体が同じ情報にアクセスし意見を交換することに役立ちます。

以上のように，共有機能や画面共有はオンライン授業においてなくてはならないものです。一方で，画面共有に関するトラブルは割と頻発するようです。ただ，**画面共有のトラブルは致命的なことは少ないので，発生した場合でも落ち着いて対処することが重要**です。

トラブル 共有されたコンテンツが表示されない。

解決方法

- 共有されたコンテンツが正しく選択されているか確認する。
- プレゼンテーションモードや画面共有モードに切り替える。
- 別のブラウザやデバイスを試してみる。

トラブル 共有されたコンテンツがブロックされるか，遅延が発生する。

解決方法

- インターネット接続の速度を確認し，必要に応じてアップグレードする。
- ネットワークの帯域幅を確保するために，他のデバイスやアプリケーションの使用を制限する。
- アプリの設定からビデオ品質を下げてみる。
- 参加者全員がビデオをオフにすることで，帯域幅の使用を最小限にする。

トラブル 共有されたコンテンツが歪んで表示される。

解決方法

- 「画面共有」のボタンを押す前に，共有したいコンテンツを立ち上げておく。
- 共有されたコンテンツが歪まずに表示されるよう，ディスプレイの解像度を調整してみる。デスクトップ上で右クリックし，コンテキストメニューを開き，メニューから「ディスプレイ設定」を選択する。「ディスプレイ」タブが表示されるので，解像度のドロップダウンメニューから選択したい解像度（たとえば1920×1080など）をクリックする。

トラブル 共有されたコンテンツの操作や編集ができない。

解決方法

- 共有されたコンテンツの編集権限が正しく設定されているか確認する。
- 必要なアプリケーションやソフトウェアがインストールされているかを確認し，必要ならばインストールする。
- 共有されたコンテンツの編集モードに入る方法を確認し，操作を行う。

トラブル 共有機能や画面共有が遅延している。

解決方法

- インターネット接続の速度を確認し，必要に応じてアップグレードする。
- ネットワークの帯域幅を確保するために，他のデバイスやアプリケーションの使用を制限する。
- アプリの設定からビデオ品質を下げてみる。
- 必要であれば，ビデオをオフにすることで帯域幅の使用を最小限にする。

ミーティングにおける設定や接続方法の問題

オンライン授業において，参加者が Zoom などの Web 会議システムにアクセスできないという問題はしばしば発生します。オンライン授業に参加できなければ，その学生が困ってしまうだけでなく，対応に追われて授業進行が妨げられる場合もあります。なるべくそのようなトラブルが起こらないように注意し，起こった場合でも，迅速に解決できるようにすることが必要です。

トラブル ミーティングの招待リンクや参加情報が届いていない。

対処方法

- ミーティングの招待を再送する。
- メールやメッセージの迷惑メールフォルダを確認し，誤ってそこに入っていないか確認する。

トラブル ミーティングへの参加がうまくいかない。

対処方法

- ミーティングリンクをクリックして参加する前に，必要なプラグインやソフトウェアがインストールされていることを確認する。
- ミーティング ID やパスワードを正しく入力する。
- 別のブラウザやデバイスを試してみる。

トラブル ミーティングの音声やビデオがうまく機能しない。

対処方法

- マイクやカメラが正しく接続されていることを確認する。
- Web 会議システムの設定で音声やビデオが有効になっていることを確認する。
- デバイスドライバーが最新であることを確認し，必要ならば更新する。

トラブル ミーティングの画面共有や共有ドキュメントが表示されない。

対処方法

- ミーティングプラットフォームの画面共有機能が有効になっていることを確認する。
- 共有するドキュメントや画面が正しく選択されていることを確認する。
- 別のブラウザやデバイスを試してみる。

トラブル ミーティングの録画ができない。

対処方法

- Web 会議システムの録画機能が有効になっていることを確認する。
- ミーティング主催者または管理者が録画権限を与えていることを確認する。
- デバイスのストレージ容量が十分あることを確認する。

参加者のトラブル対応など

　基本的なことではありますが，参加者のトラブルに対応することは，オンライン授業の参加者の満足度を向上させるために非常に重要です。参加者がスムーズにトラブルを解決できるようにするには，さまざまな対応策が求められます。また，迅速な対応が必要です。**素早い対応は参加者の不満やストレスを軽減するだけでなく，授業の進行を妨げないために必要です。他の参加者への影響を最小限に抑えることも重要です。**

　一方でオンライン授業の場合，**授業に参加できないというトラブルの場合はそもそも参加者とコンタクトがとれません。このような場合に備えて事前の対応が必要です。**トラブルに備えて，技術的なテクニカルサポートを用意する，Web 会議システム以外のコンタクト方法を用意しておくなどです。参加者がトラブルを克服し，円滑な学習体験を享受できるよう入念に準備し，**トラブルが起きた際にはその原因を分析し，改善策を講じることが重要**です。

トラブル コミュニケーションのバックアップとサポート

対処方法

- 参加者がトラブルに直面した場合，迅速かつ明確なコミュニケーションを行い，サポートを提供する。
- メールやオンラインチャットなどを活用して参加者との連絡を取り，問題の内容や状況を正確に把握する。
- 事前にコンタクトの方法を決めておく。
- まったくオンライン授業に参加できなかった場合に備えて，授業を録画しておくことも検討しておく。

トラブル トラブルシューティングの準備

対処方法

- 参加者が特定の技術的な問題(インターネット接続，音声やビデオの問題など)に直面した場合に備えて，事前にトラブルシューティングを用意しておく。
- 外部の情報リソースにアクセスできるように URL を提示しておく。

トラブル 影響を最小限に抑える措置

対処方法

必要に応じて以下の措置を行う

- 参加者のマイクをミュートにする。
- ビデオをオフにする。

トラブル アプリケーションの問題

対処方法

- Zoom などのアプリは最新バージョンを使用する。
- 別のブラウザやデバイスを試す。

トラブル トラブルの記録と分析

対処方法

- 参加者のトラブルについては，記録を取り，分析を行うことでパターンや共通の問題を特定する。
- 将来のトラブルを予防し，改善策を講じることができます。

トラブル バックアップオプションの検討

対処方法

- どうしてもオンライン授業が開催できない場合に備えて，別のツールを用意しておく。
- ネットワークの問題が発生した場合に備えてバックアップのインターネット接続を用意する(Zoom などの Web 会議システムの場合は，スマホのテザリングによる通信でも十分実施が可能です)。

おわりに

　「看護教員のための」と銘打った星の数ほどある本のなかから，本書を手に取っていただき，誠にありがとうございます。本書は，看護教育分野におけるデジタルツールの使い方を「動画と共に提供」するものです。元々は文章で構成された本を書く予定でした。しかし「デジタルで」「動画を活用して」と書いているのに，文章だけのアナログ書籍では完全に自己否定になるのではないかと思い，動画を付けることにしました。

　看護学は実践を基盤にした学問であるため，長らく教育においては演習や実習といった対面での教育が重視されてきました。しかし新型コロナウイルスの流行によって演習や実習に替わる教育方法の構築に迫られたことは，「はじめに」で述べた通りです。看護の教育だけではありません。近年は社会全体において ICT 化が進んでおり，何でもスマホやパソコンでできてしまう時代です。

　医療の現場においても同様に，さまざまなデジタルデバイスが導入されています。現に周りの訪問看護師さんたちは皆，スマホかタブレット持参で訪問しています。これからは否が応でもデジタルツールを使っていくしかありません。「時代は変わった」わけです。このことから，「看護の教育者」が「デジタルツールを活用する」ことには 2 つの意味があると思います。1 つは「デジタルツールを取り入れた新しい教育方法の構築」です。デジタルと看護の実践，相反するように思うかもしれません（私も元々その 1 人）。しかしながら，これから必要なことは，**看護教育がこれまで培ってきた教育の方法論を失うことなく，むしろより能動的で実践的な教育を行うために，デジタルツールをどのように活用すべきかを考える**ということだと思います。そしてもう 1 つは，**ICT 化の進むこれからの社会に対応した人材を育成する**ことです。これからも進むであろう ICT 化に対応し，デジタルツールを活用して困っている人を助けたり，社会に貢献できる人材を育成するということです。欲を言えば，新しいデジタルツールを開発したり，デバイスの「社会実装」にまで踏み込んでアイデアを出してくれる，そのような人材が生まれると未来は明るいと思います。

　上記のような思いで本書を作成してきましたが，実を言うと，作成はなかなか大変な作業でした。特に動画の部分です。構成を考え，撮影し，編集する，このプロセスをほぼひとりで進めていたのですが，とても根気と体力のいる作業となりました。あまり言い過ぎて「デジタルツールって大変なの⁉」と思われると困るのですが，私の場合は「書籍の作成」という特別な事情だから大変だった，とご理解ください。たしかに作業は大変でしたけれども，本書が看護の教育分野での新しい可能性を開拓し，教員の皆さんの教育プロセスを助けてほしい，デジタルツールの活用を通じて学生たちに楽しく学んでほしい！という妄想を膨らませる

ことで，モチベーションを高め，心折れることなく最後まで作業を続けることができました。本書が誰かの何かの役に立つといいなと，心から願っています。

　この本の制作において，前任校である金沢大学の池内里美先生，岡本理恵先生，そして熱心な学生の加藤敏明さんが非常に重要な役割を果たしてくれました。彼女らの貴重なアドバイス，そして撮影協力に感謝の意を表します。また，医学書院の大野学さんには本文の執筆や動画の構成について，専門的な立場からさまざまなアドバイスをいただきました。本当にありがとうございました。そして，動画にエキストラで参加してくれた金沢大学の学生の皆さま，ありがとうございました。廊下を歩いているところに，突然「ちょっと時間ある⁉」と声をかけ無茶ぶりで撮影協力をお願いしても，嫌な顔ひとつすることなく，むしろおもしろがって参加してくれてとても助かりました。

　最後に，日々，看護教育に貢献してくださる皆さまに心から感謝申し上げます。皆さまのお力によって日本の看護は支えられています。私自身もその一員として，皆さまと一緒に，微力ではありますがこれからも看護教育に尽くしていければ幸いです。

　2024 年 1 月

板谷智也

索引